国家卫生和计划生育委员会"十二五"规划教材
全国高等医药教材建设研究会"十二五"规划教材
全国高职高专院校教材

供医学影像技术专业用

核医学实训与学习指导

U0339160

主　编　王　辉

副主编　李佳宁

编　者　(以姓氏笔画为序)

王　辉(上海交通大学医学院附属新华医院)

王照娟(山东医学高等专科学校)

尹大一(中国人民解放军总医院)

吕学民(山东大学齐鲁医院)

朱汇庆(复旦大学附属华山医院)

孙爱君(淄博万杰肿瘤医院)

李佳宁(上海交通大学医学院附属新华医院)

张　欣(大连医科大学附属第一医院)

陈　刚(上海交通大学医学院附属瑞金医院)

赵德善(山西医科大学第二医院)

黄　蕤(四川大学华西医院)

蔡金来(同济大学附属杨浦医院)

人民卫生出版社

图书在版编目（CIP）数据

核医学实训与学习指导/王辉主编.—北京：人民卫生出版社,2014

ISBN 978-7-117-19524-9

Ⅰ.①核… Ⅱ.①王… Ⅲ.①核医学-高等职业教育-教学参考资料 Ⅳ.①R81

中国版本图书馆 CIP 数据核字（2014）第 172425 号

| 人卫智网 | www. ipmph. com | 医学教育、学术、考试、健康、购书智慧智能综合服务平台 |
| 人卫官网 | www. pmph. com | 人卫官方资讯发布平台 |

核医学实训与学习指导

主　　编：王　辉

出版发行：人民卫生出版社（中继线 010-59780011）

地　　址：北京市朝阳区潘家园南里 19 号

邮　　编：100021

E - mail：pmph @ pmph. com

购书热线：010-59787592　010-59787584　010-65264830

印　　刷：北京九州迅驰传媒文化有限公司

经　　销：新华书店

开　　本：787×1092　1/16　印张：6

字　　数：146 千字

版　　次：2014 年 9 月第 1 版　2020 年 8 月第 1 版第 2 次印刷

标准书号：ISBN 978-7-117-19524-9

定　　价：15.00 元

打击盗版举报电话：010-59787491　E-mail：WQ @ pmph. com

质量问题联系电话：010-59787234　E-mail：zhiliang @ pmph. com

前　言

　　《核医学实训与学习指导》是《核医学》(第2版)理论教材的配套教材,编写目标是以切实达到培养职业技能的目的。为此,教材采用目前国际先进的接近临床场景的教学方法与手段,围绕案例,以完成技术任务和头脑风暴的方式进行教学设计。通过这一教学设计,在教学方法上提出了明确的实训路径,以促使学生主动学习,并强化教师和学生之间密切互动。

　　部分基础理论章节不设计实训任务,仅有学习指导或习题。案例的选择采用临床最常见的应用项目,要求学生独立完成"实训任务一",并在"实训任务二"中用讨论的方式澄清和巩固其中的关键技术。

　　1. 关于实训指导　按照少而精、实用性、生动性的原则,分为两部分:

　　实训任务一:是"以案例为中心(case-based learning,CBL)"的实训任务,即提出一个临床案例,要求学生根据此案例完成核医学显像项目及显像方法设计。此任务要求教学、观摩或操作后由学生独立完成。

　　实训任务二:用"情景扮演"的模式,"以问题为中心"(problem-based learning,PBL),接续上一任务内容,小组讨论技术要点;在头脑风暴的提问环节中,重点强调"为什么",即通过讨论理解技术环节要求的原因。

　　2. 关于习题及参考答案　有名词解释、是非题、选择题、问答题四类题型,以选择题为主。每一章后附所有习题的参考答案;问答题的答案简单扼要,提倡以关键词句的方式帮助学生记忆。

　　各位编者在有限时间内努力完成了编写工作,教材中难免出现不妥之处,请各位老师、学生提出宝贵意见,我们将及时予以修正。

王　辉　李佳宁

2014年5月

目　　录

绪　　论

【学习指导】

习　　题

（一）名词解释

1. 核医学

2. 临床核医学

3. 核医学显像

（二）是非题（正确的描述请打钩，错误的请打叉）

1. 体内诊断包括显像检查法和非显像检查法。　　　　　　　　　　　　　（　　）

2. 放射性核素内照射治疗具有靶向性好，持续大剂量率照射的特点。　　（　　）

（三）选择题

1. **核医学显像是**（　　）

A. 功能代谢显像

B. 解剖显像

C. 利用放射性试剂在体外测定从人体内采取的血、尿、组织液等样品内微量生物活性物质含量的方法

D. 在体外记录放射性药物在体内某脏器分布的数据和时间放射性曲线

2. **治疗核医学的特点是**（　　）

A. 灵敏度高　　　　　　　　　　　　B. 特异性强

C. 靶向性好　　　　　　　　　　　　D. 大剂量照射杀伤作用强

3. **肾功能检查描记的肾图曲线属于**（　　）

A. 体外分析法　　　　　　　　　　　B. 非显像检查法

C. 显像检查法　　　　　　　　　　　D. 放射免疫分析

（王　辉）

参考答案

（一）名词解释

1. 核医学——是一门利用开放型放射性核素对疾病进行诊断、治疗和科学研究的学科。

2. 临床核医学——是研究放射性核素或核射线在临床诊断和治疗中的应用技术及其理论,具有安全可靠、结构和功能信息相结合以及可以进行动态分析和定量分析等特点。

3. 核医学显像——利用核医学仪器显示放射性药物在体内的生物学分布,实现对脏器的功能和代谢的显像,以达到疾病诊断和疗效评估。

（二）是非题

1.（√）;2.（×）

（三）选择题

1.（A）;2.（C）;3.（B）

第一章

核物理基础知识

【学习指导】

一、重点和难点解析

核素、同位素、同质异能素都是针对原子核而言的（表1-1）。

表1-1 核素、同位素、同质异能素比较

	质子数	中子数	能量状态
核素	相同	相同	相同
同位素	相同	不同	
同质异能素	相同	相同	不同（激发态 m）

放射性核素即不稳定的核素，需通过核内结构或能级调整才能趋于稳定。

放射性核素可发生放射性衰变（核衰变）释放出一种或一种以上的射线。

α 和 β 射线——放射性核素内照射治疗（^{131}I 内照射治疗利用 β^- 射线）。

γ 衰变——显像诊断。

正电子衰变（β^+）——PET 显像，发生湮灭辐射后发射出 γ 射线。

有效半衰期是物理半衰期和生物半衰期的共同作用所致。

贝克（Bq）是放射性活度的国际单位，居里（Ci）是旧制单位。

二、习 题

（一）名词解释

1. 同位素

2. 放射性核素

3. 放射性衰变

4. 有效半衰期

5. 物理半衰期

（二）是非题（正确的描述请打钩，错误的请打叉）

1. 原子核处于能量较高状态时称为激发态。 （ ）

2. 放射性活度是反映反射性强弱的物理量。　　　　　　　　　　　　（　　）

3. β射线因射程短和能量低,对病灶具有一定杀伤作用,同时对周围影响小,多用于核素内照射治疗。　　　　　　　　　　　　　　　　　　　　　　（　　）

4. α衰变又称正电子衰变,用于PET显像。　　　　　　　　　　　　（　　）

（三）选择题

1. 具有相同质子数和中子数而处于不同核能态的核素称为（　　）

A. 同位素　　　　　　　　　　　　B. 同质异能素

C. 放射性核素　　　　　　　　　　D. 元素

2. 原子的组成（　　）

A. 质子和中子　　　　　　　　　　B. 质子和核外电子

C. 原子核和核外电子　　　　　　　D. 原子核和中子

3. 原子核处于最低能量状态时称为（　　）

A. 基态　　　　　　　　　　　　　B. 激发态

C. 低能量态　　　　　　　　　　　D. 高能量态

4. 质子数相同,中子数也相同,且具有相同能量状态的原子称为（　　）

A. 同位素　　　　　　　　　　　　B. 元素

C. 原子　　　　　　　　　　　　　D. 核素

5. ^{99m}Tc与^{99}Tc互为（　　）

A. 同位素　　　　　　　　　　　　B. 同质异能素

C. 放射性核素　　　　　　　　　　D. 稳定性核素

6. γ射线（　　）

A. 能量高,穿透力强　　　　　　　B. 能量低,穿透力低

C. 电离能力强,穿透力弱　　　　　D. 电离能力弱,穿透力强

7. 正电子可发生什么作用用于PET显像（　　）

A. 湮灭辐射　　　　　　　　　　　B. 电离辐射

C. 电磁辐射　　　　　　　　　　　D. 电子俘获

8. 放射性活度的国际制单位是（　　）

A. 居里　　　　　　　　　　　　　B. 毫居里

C. 贝克　　　　　　　　　　　　　D. 兆贝克

9. 放射性强度单位Bq和Ci的换算关系是:1Ci＝（　　）Bq

A. 3.7×10^{10}　　　　　　　　　　B. 3.7×10^{6}

C. 2.703×10^{11}　　　　　　　　D. 2.703×10^{8}

10. 多用于显像诊断的衰变方式为（　　）

A. α衰变　　　　　　　　　　　　B. β衰变

C. γ衰变　　　　　　　　　　　　D. 电子俘获

11. 进入生物体内的放射性核素,经各种途径从体内排出一半所需要的时间称为（　　）

A. 生物半衰期　　　　　　　　　　B. 物理半衰期

C. 有效半衰期　　　　　　　　　　D. 生物衰变

12. 电子俘获属于何种衰变形式（　　）

A. α衰变   B. β衰变

C. γ衰变   D. 核子衰变

13. **湮灭辐射失去电子质量,转换成两个能量为511keV、方向相反的(　　)**

A. α粒子   B. β射线

C. γ光子   D. 质子

（王　辉）

参考答案

（一）名词解释

1. **同位素**——凡同一元素的不同核素(质子数同,中子数不同)在周期表上处于相同位置,互称为该元素的同位素。

2. **放射性核素**——原子核处于不稳定状态,需通过核内结构或能级调整才能趋于稳定的核素,也称为不稳定性核素。

3. **放射性衰变**——放射性核素由于核内结构或能级调整,自发地释放出一种或一种以上的射线并转化为另一种核素的过程称为核衰变,也称为放射性衰变。

4. **有效半衰期**——指进入生物体内的放射性核素,通过从体内排出和物理衰变的双重作用,原有放射性活度减少一半所需的时间。

5. **物理半衰期**——在单一的放射性核素衰变过程中,放射性活度减少一半所需要的时间。

（二）是非题

1.（√）;2.（√）;3.（√）;4.（×）

（三）选择题

1.（B）;2.（C）;3.（A）;4.（D）;5.（B)6.（D）;7.（A）;8.（C）;9.（A）;10.（C）;11.（A）;12.（B）;13.（C）

核医学仪器设备

【学习指导】

一、重点和难点解析

核医学仪器中最要的部分是探头,其主要功能是将射线的辐射能转变为电信号。

准直器的用途是甄别(筛选)射线,只有平行于(或偏差在许可范围内的)准直器的射线可以被探测,这样就保证了靶器官射线源位置的准确性(初步定位)。

晶体的用途是把射线转化为可见光(荧光)。

SPECT断层图像的是通过采集数据的计算、重建得到的,迭代法是重建的首选方法。

核医学仪器的质量控制是技师的常规工作,其中部位项目每天都要进行,严格的维护才能保证仪器保持良好的运行。

二、习　题

(一)名词解释

1. 闪烁探测

2. 空间分辨率

3. 固有能量分辨率

4. 电子准直

(二)是非题(正确的描述请打钩,错误的请打叉)

1. 热释光剂量仪属于射线探测仪器。　　　　　　　　　　　　　　　　(　　)

2. 光电倍增管的作用是把晶体产生的微弱的荧光信号转换成电信号并将之逐级放大。　　　　　　　　　　　　　　　　　　　　　　　　　　　　(　　)

3. 滤波反投影法和迭代法都是SPECT断层图像的重建方法。　　　　(　　)

4. SPECT准直器的性能参数主要包括空间分辨率和灵敏度。　　　　(　　)

5. 符合探测提高了PET的分辨率和灵敏度。　　　　　　　　　　　　(　　)

6. 电子对湮灭产生一个光子。　　　　　　　　　　　　　　　　　　(　　)

7. SPECT也可以使用电子准直。　　　　　　　　　　　　　　　　　(　　)

8. 闪烁晶体是组成PET探测器的关键部件之一。　　　　　　　　　　(　　)

9. PET只能局部采集。　　　　　　　　　　　　　　　　　　　　　(　　)

10. 放射性工作人员必须佩戴表面沾污检测仪。（　　　）

（三）选择题

1. 下列不属于核医学显像设备的是（　　　）

A. SPECT

B. SPECT/CT

C. PET/CT

D. γ 计数器

2. 核医学仪器探头的作用是（　　　）

A. 把射线转变为电信号

B. 处理电信号

C. 处理采集数据

D. 图像重建

3. 经过闪烁探测后产生（　　　）

A. 荧光

B. 电信号

C. 光子

D. 电脉冲

4. SPECT 的探头中不包括（　　　）

A. 准直器

B. 晶体

C. 光电倍增管

D. 计算机

5. SPECT 的性能指标中,不包括（　　　）

A. 空间分辨率

B. 固有空间线性

C. 固有能量分辨率

D. 时间分辨率

E. 固有均匀性

6. 属于 SPECT 断层的性能指标是（　　　）

A. 空间分辨率

B. 固有空间线性

C. 固有能量分辨率

D. 旋转中心

7. 没有准直器的是（　　　）

A. PET

B. SPECT

C. γ 相机

D. SPECT/CT

8. CT 在 PET/CT 中具有重要价值,但不包括（　　　）

A. 衰减校正

B. CT 图像

C. 融合成像

D. 功能信息

（四）问答题

1. SPECT 的工作原理是什么?

2. PET 成像的工作原理是什么?

3. PET-CT 图像融合的概念是什么?

4. PET 和 SPECT 仪器的性能指标有哪些?

5. 核医学设备的质量控制分为哪两部分,核医学技师更侧重于哪一部分?

（尹大一　李佳宁）

参 考 答 案

（一）名词解释

1. **闪烁探测**——射线使闪烁体的原子激发,原子从激发态回到基态时发出荧光,该荧光可以被光电倍增管转换为电信号,成为图像的数据来源。

2. **空间分辨率**——是影响图像质量的一项重要指标,反映能分辨两点间的最小距离,分辨率越高越好。

3. **固有能量分辨率**——描述探头对 γ 射线能量的辨别能力。

4. **电子准直**——用两个探测器间的连线来确定湮灭地点方位的方法。应用于 PET 中。

（二）是非题

1. (√);2. (√);3. (√);4. (√);5. (√)6. (×);7. (×);8. (√);9. (×);10. (×)

（三）选择题

1. (D);2. (A);3. (A);4. (D);5. (D);6. (D);7. (A);8. (D)

（四）问答题

1. SPECT 的工作原理是什么?

答:放射性药物注入体内后参与机体的功能代谢,并从体内发射出 γ 射线,γ 射线到达探测晶体并与之相互作用,将射线能转变成闪烁光子,闪烁光子经由光电倍增管被转变成电脉冲信号,电脉冲信号经过一系列的处理线路诸如定位、能量甄别等,最后生成一幅人体放射性浓度分布图像。

2. PET 成像的工作原理是什么?

答:正电子药物注入体内后参与机体的功能代谢,其发射的正电子与周围的负电子发生湮灭辐射,生成一对能量相同方向相反的 γ 光子,这对 γ 光子同时到达 PET 环形探测器的相对应的两个晶体,接受到这对光子的两个晶体之间的连线称为符合线,通过符合线可以确定湮灭光子的位置,再经过一系列的处理线路,最后生成一幅人体放射性浓度分布图像。

3. PET-CT 图像融合的概念是什么?

答：CT 图像侧重于精确的解剖信息,PET 图像侧重于脏器的功能信息与组织的代谢信息。利用高科技的方法将两种仪器有机的整合在一起,一次扫描即可获得相同时间相同位置的 CT 与 PET 图像,再用软件将两种图像融合在一起,这样一次检查便可获得既有高度精确的解剖位置信息,又有高度敏感性与特异性的功能代谢信息的 PET-CT 图像。

4. PET 和 SPECT 仪器的性能指标有哪些?

答：PET 的性能指标包括能量分辨率、空间分辨率、均匀性和灵敏度。SPECT 的性能指标包括空间分辨率、空间线性、能量分辨率、均匀性和灵敏度。

5. 核医学设备的质量控制分为哪两部分,核医学技师更侧重于哪一部分?

答:核医学设备的质量控制分为性能指标测试和常规及预防性维护两部分。核医学技师更侧重于常规及预防性维护部分。

第三章
放射性核素示踪技术与图像采集方式

【学习指导】

一、重点和难点解析

　　放射性核素示踪原理是放射性核素显像的基础,由于放射性核素可以追踪,而与之相结合的化合物可以参与人体组织或器官的代谢,借助于仪器的采集及分析系统,可以对人体的某一功能或代谢情况进行显像分析。

　　核素显像的原理即示踪剂选择性聚集的机制,不同脏器显像使用不同的示踪剂都是为了实现示踪剂在体内某一组织、器官或病灶的选择性聚集。

　　放射性核素显像是功能(代谢)显像,而 X 线成像是形态(解剖)显像。

　　核医学图像采集的方式非常灵活,一般来说,某一显像项目有其固定的采集模式,但也可以根据临床需要任意选择采集的模式、时间、体位等。

二、习　　题

(一)名词解释

1. 静态采集

2. 断层采集

3. 门控采集

4. 多时相采集

(二)是非题(正确的描述请打钩,错误的请打叉)

1. 放射性核素示踪技术可以定性定量,但不能定位。　　　　　　　　　　　　　(　　)

2. 放射性核素标记化合物与非标记化合物的生物学性质相同。　　　　　　　　(　　)

3. 放射性核素显像的辐射剂量高于 X 线检查。　　　　　　　　　　　　　　　(　　)

4. 静态显像使用高分辨率准直器较好。　　　　　　　　　　　　　　　　　　(　　)

5. 静态采集根据需要手动结束采集过程。　　　　　　　　　　　　　　　　　(　　)

6. 静态采集的探头贴近患者可以提高采集效率。　　　　　　　　　　　　　　(　　)

7. 动态采集反映的是示踪剂在体内的代谢变化情况。　　　　　　　　　　　　(　　)

8. 动态采集要求缓慢注射示踪剂。　　　　　　　　　　　　　　　　　　　　(　　)

9. 动态采集要求使用大矩阵。　　　　　　　　　　　　　　　　　　　　　　(　　)

10. 动态采集对图像的对比度没有要求。 （　　）

（三）选择题

1. 对于核医学显像的描述不正确的是（　　）

A. 解剖学显像 　　　　　　　　　　B. 功能显像

C. 选择性显像 　　　　　　　　　　D. 代谢显像

2. ^{131}I 显像的原理是（　　）

A. 细胞吞噬 　　　　　　　　　　　B. 合成代谢

C. 通透弥散 　　　　　　　　　　　D. 特异性结合

3. ^{18}F- FDG 显像的原理是（　　）

A. 细胞吞噬 　　　　　　　　　　　B. 合成代谢

C. 循环通路 　　　　　　　　　　　D. 特异性结合

4. ^{99m}Tc- HMPAO 显像的原理是（　　）

A. 细胞吞噬 　　　　　　　　　　　B. 合成代谢

C. 循环通路 　　　　　　　　　　　D. 通透弥散

5. ^{99m}Tc- MDP 显像的原理是（　　）

A. 细胞吞噬 　　　　　　　　　　　B. 离子交换

C. 合成代谢 　　　　　　　　　　　D. 循环通路

6. 放射性核素显像的特点中不正确的是（　　）

A. 功能显像 　　　　　　　　　　　B. 可以定量分析

C. 特异性高 　　　　　　　　　　　D. 创伤性

7. 动态采集是（　　）

A. 探头移动采集 　　　　　　　　　B. 患者多体位采集

C. 长时间连续采集 　　　　　　　　D. 静态与断层同时采集

8. 静态采集的参数选取不正确的是（　　）

A. 较大矩阵 　　　　　　　　　　　B. 可以预设总计数

C. 可以预设采集时间 　　　　　　　D. 低分辨率准直器

9. 关于动态采集正确的是（　　）

A. 可以开始采集后根据影像重新对位 　B. 缓慢注射显像剂

C. 采集过程中体位不能移动 　　　　D. 只能用高灵敏度准直器

10. 按照断层图像的质量标准,不好的是（　　）

A. 靶器官位于视野上方 　　　　　　B. 无位移

C. 可以鉴别体表污染 　　　　　　　D. 可以重建各断层图像

（四）问答题

1. 什么是放射性核素示踪技术,有何特点？

2. 放射性核素示踪技术的原理是什么？

3. 脏器或病灶聚集显像剂有哪些方式？

4. 放射性核素的图像采集方式有哪些？

5. 放射性核素显像的特点是什么？

（尹大一　李佳宁）

参 考 答 案

（一）名词解释

1. **静态采集**——示踪剂在体内的靶器官代谢分布达到平衡后，进行单次采集并持续一定时间的采集过程。

2. **断层采集**——根据预设的采集条件，进行靶器官的旋转采集，最终得到靶器官的断层图像。

3. **门控采集**——在心功能显像中，用心电图的 R 波作为触发采集的信号，得到多个完整的心动周期的图像，进行心功能分析。

4. **多时相采集**——动态采集模式中，在不同的时间阶段，启用不同的采集程序，一次性完成全部检查。

（二）是非题

1.（×）;2.（√）;3.（√）;4.（√）;5.（√）;6.（√）;7.（√）;8.（×）;9.（×）;10.（√）

（三）选择题

1.（A）;2.（B）;3.（B）;4.（D）;5.（B）;6.（D）;7.（C）;8.（D）;9.（C）;10.（A）

（四）问答题

1. **什么是放射性核素示踪技术，有何特点？**

答：放射性核素示踪技术是以放射性核素或标记化合物作为示踪剂，应用射线探测仪器检测示踪剂分子的行踪，研究被标记物在生物体系或外界环境中分布状态或变化规律的技术。

放射性示踪技术的特点是：①灵敏度高；②符合生理条件；③操作简单，结果准确；④可作定性、定量研究。

2. **放射性核素示踪技术的原理是什么？**

答：示踪技术的原理是依据同种元素的所有同位素具有相同的化学性质，示踪剂引入体内后参与功能代谢，并能自发的放射出射线，使用高灵敏度的仪器就能动态性的观察示踪剂在体内的量变规律。

3. **脏器或病灶聚集显像剂有哪些方式？**

答：①合成代谢；②细胞吞噬；③循环通路；④选择性摄取；⑤选择性排泄；⑥通透弥散；⑦细胞拦截；⑧离子交换和化学吸附；⑨特异性结合。

4. **放射性核素的图像采集方式有哪些？**

答：静态采集、动态采集、断层采集、门控采集和表模采集。

5. **放射性核素显像的特点是什么？**

答：①功能代谢显像；②可以做定量分析；③特异性高；④安全无创。

第四章

放射性药物

【学习指导】

一、重点和难点解析

医用放射性核素的制备主要来自核反应堆制备、医用回旋加速器制备及放射性核素发生器制备,其代表核素分别为^{131}I、^{18}F和^{99m}Tc。

常见的正电子药物属于短半衰期药物,单光子药物半衰期在几小时内适宜,而治疗用放射性药物如发射β^-射线的核素半衰期几天或以上。

放射性核素纯度和化学纯度概念明确,不可混淆。

诊断用放射性药物和治疗用放射性药物的特点,区别和相同点。

放射性药物非常规药物,有相应管理规范,应严格管理。

二、习　　题

(一) 名词解释

1. 放射性药物

2. 显像剂(示踪剂)

3. 放射性核素纯度

4. 放射性化学纯度

(二) 是非题(正确的描述请打钩,错误的请打叉)

1. 正电子药物通常是反应堆生产的。　　　　　　　　　　　　　　　(　　)

2. ^{131}I 既可用于显像也可用于治疗。　　　　　　　　　　　　　　(　　)

3. 放射性核素纯度是指以特定化学形态存在的放射性活度占总放射性活度的百分比。　　　　　　　　　　　　　　　　　　　　　　　　　　　　(　　)

4. 放射性核素纯度应达到99%以上。　　　　　　　　　　　　　　　(　　)

5. 放射性药物宜快速制备、快速使用。　　　　　　　　　　　　　　(　　)

6. 放射性化学纯度就是指标记物的标记率。　　　　　　　　　　　　(　　)

7. 放射性化学纯度测定方法有放射性色谱法(如纸色谱和薄层色谱)、高效液相色谱法、电泳法等。　　　　　　　　　　　　　　　　　　　　　　　(　　)

8. 放射性药物的不良反应与放射性有关。　　　　　　　　　　　　　(　　)

9. 诊断显像的药物应尽可能提高放射性活度,以改善图像质量。（　　）

10. 放射性药物的化学量很少,通常在微克或毫克级,且多一次性使用。（　　）

（三）选择题

1. 在 SPECT 的脏器显像中,最理想、最常用的放射性核素是（　　）

A. ^{131}I

B. ^{18}F

C. ^{99m}Tc

D. ^{125}I

2. ^{11}C、^{13}N、^{18}F 等不是（　　）

A. 正电子核素

B. 由回旋加速器生产

C. 短半衰期核素

D. 长半衰期核素

3. 放射性药物的放射性核素纯度要求是（　　）

A. 大于90%

B. 大于60%

C. 大于80%

D. 大于99%

4. 放射性药物的放射性化学纯度要求是（　　）

A. 大于95%

B. 大于60%

C. 大于80%

D. 大于65%

5. 进行核医学显像,以下均是显像剂的正确给药方式,除外（　　）

A. 静脉注射

B. 皮下注射

C. 口服

D. 动脉注射

6. ^{131}I 治疗分化型甲状腺癌是利用它发射的（　　）

A. β^- 射线

B. β^+ 射线

C. γ 射线

D. X 射线

7. ^{99m}Tc 的半衰期（　　）

A. 60.02 天

B. 6.02 小时

C. 6.02 分钟

D. 6.02 个月

8. ^{18}F 的半衰期（　　）

A. 109.8h

B. 109.8min

C. 109.8d

D. 10min

9. ^{99m}Tc 衰变 γ 射线能量（　　）

A. 360keV

B. 511keV

C. 280keV

D. 141keV

10. 关于正电子放射性核素下列哪项正确（　　）

A. 常常有较长的半衰期

B. 常探测其发射的能量为 511keV 的 γ 光子

C. 可通过普通的 γ 相机理想探测

D. 适于普通 SPECT

11. 显像剂是通过微血管栓塞和拦截的显像方法是（　　）

A. 肺通气显像

B. 心血池显像

C. 肝胆显像

D. 肺灌注显像

12. 关于^{99m}Tc-MDP 骨显像,显像剂被脏器或组织摄取的机理是（　　）

A. 化学吸附 　　　　　　　　　　B. 细胞吞噬

C. 选择性浓聚 　　　　　　　　　D. 选择性排泄

13. 临床治疗常用的发射 β⁻ 射线的放射性核素是（　　）

A. ^{131}I，^{211}At 　　　　　　　　B. ^{125}I，^{123}I

C. ^{131}I，^{32}P 　　　　　　　　　D. ^{125}I，^{32}P

14. 以下哪种放射性核素可用于治疗（　　）

A. ^{99m}Tc 　　　　　　　　　　　B. ^{18}F

C. ^{201}Tl 　　　　　　　　　　　D. ^{32}P

15. 以下关于放射性药物的描述，哪项是不正确的（　　）

A. 放射性药物是一类普通药物，可常规应用

B. 放射性药物是由放射性核素本身及其标记化合物组成

C. 放射性核素显像和治疗时利用核射线可被探测及其辐射作用，同时利用被标记化合物的生物学性能决定其在体内分布而达到靶向作用，能选择性积聚在病变组织

D. 放射性药物主要分为诊断用放射性药物和治疗用放射性药物

16. 以下关于诊断用放射性药物的描述，哪项是不正确的（　　）

A. 是通过一定途径引入体内获得靶器官或组织的影像或功能参数

B. 所选用的核素穿透力强，电离密度低

C. 多采用发射 β⁻ 射线的核素

D. 所选用的核素能量以 100～300keV 为宜

17. 以下关于治疗用放射性药物的描述，哪项是不正确的（　　）

A. 是利用半衰期较长且发射电离能力较强的射线的放射性核素或其标记化合物

B. 高度选择性浓集在病变组织而产生电离辐射生物效应，从而抑制或破坏病变组织，起到治疗作用

C. 多采用发射 γ 射线的核素

D. ^{131}I 是目前最常用的治疗甲状腺疾病的放射性药物

18. 临床应用的放射性核素可通过以下途径获得，除了（　　）

A. 实验室制备 　　　　　　　　　B. 反应堆生产

C. 从裂变产物中提取 　　　　　　D. 放射性核素发生器淋洗获得

19. 医学中常用的加速器生产的放射性核素不包括（　　）

A. ^{11}C 　　　　　　　　　　　　B. ^{99m}Tc

C. ^{15}O 　　　　　　　　　　　　D. ^{111}In

20. 医学中常用的反应堆生产的放射性核素不包括（　　）

A. ^{99}Mo 　　　　　　　　　　　B. ^{113}Sn

C. ^{133}Xe 　　　　　　　　　　　D. ^{131}I

（四）问答题

1. 简述放射性化学纯度的定义及其测定方法。

2. 简述单光子诊断用放射性药物的原理。

3. 简述医用放射性核素的主要来源，并根据来源列举 2～3 个放射性核素。

（黄　蕤）

参 考 答 案

（一）名词解释

1. **放射性药物**——放射性药物是指由放射性核素本身（如^{99m}Tc、^{131}I 等）及其标记化合物（如^{99m}Tc- ECD、^{131}I- MIBG）组成，用于临床诊断和治疗的一类特殊药物。放射性核素诊断（显像）和治疗时利用核射线可被探测及其辐射作用，同时利用被标记化合物的生物学性能决定其在体内分布而起到靶向作用，能选择性积聚在病变组织中。

2. **显像剂（示踪剂）**——诊断用放射性药物通过一定途径引入体内获得靶器官或组织的影像或功能参数，亦称为显像剂或示踪剂。

3. **放射性核素纯度**——是指特定放射性核素的活度占总活度的百分数。

4. **放射性化学纯度**——是指以特定化学形态存在的放射性活度占总放射性活度的百分比。

（二）是非题

1.（×）;2.（√）;3.（√）;4.（√）;5.（√）;6.（×）;7.（√）;8.（×）;9.（×）;10.（√）

（三）选择题

1.（C）;2.（D）;3.（D）;4.（A）;5.（D）;6.（A）;7.（B）;8.（B）;9.（D）;10.（C）;
11.（D）;12.（A）;13.（C）;14.（D）;15.（A）;16.（C）;17.（C）;18.（A）;19.（B）;20.（B）

（四）问答题

1. 简述放射性化学纯度的定义及其测定方法。

答：放射性化学纯度是指以特定化学形态存在的放射性活度占总放射性活度的百分比。放射性化学纯度测定包括不同化学成分的分离和放射性测量。测定方法有放射性色谱法（如纸色谱和薄层色谱）、高效液相色谱法、电泳法等。临床中最常用的是纸色谱法以及薄层色谱法。

2. 简述单光子诊断用放射性药物的原理。

答：核射线中以 γ 光子（能量以 100～300keV 为宜）穿透力强，引入体内后容易被核医学探测仪器在体外探测到，从而适用于显像；同时 γ 光子在组织内电离密度较低，从而机体所受电离辐射损伤较小，因此，诊断用放射性药物多采用发射 γ 光子的核素及其标记物。

3. 简述医用放射性核素的主要来源并根据来源列举 2～3 个放射性核素。

答：临床应用的放射性核素可通过加速器生产、反应堆生产、从裂变产物中提取和放射性核素发生器淋洗获得。

医学中常用的加速器生产的放射性核素有：^{11}C、^{13}N、^{15}O、^{18}F、^{123}I、^{201}Tl、^{67}Ga、^{111}In 等。

医学中常用的反应堆生产的放射性核素有：^{99}Mo、^{113}Sn、^{125}I、^{131}I、^{32}P、^{14}C、^{3}H、^{89}Sr、^{133}Xe、^{186}Re、^{153}Sm 等。

核燃料辐照后的裂变核素有：^{99}Mo、^{131}I、^{133}Xe 等。

医学中常用的发生器有：^{99}Mo-^{99m}Tc 发生器、^{188}W-^{188}Re 发生器、^{82}Sr-^{82}Rb 发生器、^{81}Rb-^{81m}Kr发生器等。

核医学辐射防护基本知识

【学习指导】

习　题

（一）名词解释

1. 吸收剂量

2. 当量剂量

3. 外照射

4. 内照射

5. 放射性三废

（二）选择题

1. 吸收剂量的单位为（　　　）

A. Bq
B. Gy
C. Sv
D. mol

2. 下列哪项不是辐射防护的基本原则（　　　）

A. 实践正当化
B. 防护最优化
C. 个人剂量限制化
D. 尽一切可能防止放射性核素进入体内

3. 外照射防护措施（　　　）

A. 控制受照时间、增大与放射源的距离和屏蔽防护

B. 控制受照时间、缩小与放射源的距离和屏蔽防护

C. 加大受照时间、增大与放射源的距离和屏蔽防护

D. 加大受照时间、缩小与放射源的距离和屏蔽防护

4. 下列哪项不是控制内照射防护的措施（　　　）

A. 核医学工作规范化
B. 定期污染监测
C. 及时去除放射性污染
D. 距离防护

5. 关于核医学工作场所分级分区的叙述，不正确的是（　　　）

A. 医学工作场所应进行分区设置和监测

B. 开放型放射性工作场所分为四级

C. 核医学工作场所分为三区

D. 核医学科公共走廊是非限制区工作场

6. 对于患者的防护,核医学医生应重点考虑(　　　　)

A. 实践的正当性与防护的最优化

B. 患者的年龄与体质

C. 患者的受照剂量

D. 医务人员的受照剂量

7. 对于 $t_{1/2} < 15d$ 的短寿命放射性废物,处理方法是(　　　　)

A. 集中放置 5 个半衰期后,按非放射性废物处理

B. 集中放置 10 个半衰期后,按非放射性废物处理

C. 集中放置 15 个半衰期后,按非放射性废物处理

D. 集中放置 20 个半衰期后,按非放射性废物处理

(三)问答题

1. 简述辐射防护的目的及基本原则。

2. 简述辐射防护的措施。

(王照娟)

参 考 答 案

(一)名词解释

1. **吸收剂量**——电离辐射给予单位质量物质的平均能量与该单位物质的质量之比。

2. **当量剂量**——组织或器官的平均吸收剂量与辐射权重因子的乘积,是按照辐射权重因子加权的吸收剂量。

3. **外照射**——位于人体之外的辐射源对人体造成的辐射照射。

4. **内照射**——放射性核素进入人体内造成的辐射照射。

5. **放射性三废**——核医学工作中产生的放射性废弃物,按其物态分为固体废物、废液和气体废物。

(二)选择题

1.(B);2.(D);3.(A);4.(D);5.(B);6.(C);7.(B)

(三)问答题

1. 简述辐射防护的目的及基本原则。

答:保证辐射活动相关人员受到的辐射降到尽可能低的水平,以保护人员健康和安全。

正当化;最优化;剂量限值。

2. 简述辐射防护的措施。

答:外照射:时间、距离、屏蔽。

内照射:采取各种措施防止放射性核素进入体内;防止污染;定期监测;控制摄入量。

17

第六章
体外标记免疫分析

【学习指导】

一、重点和难点解释

体外标记免疫分析可分为放射性核素标记免疫分析和非放射性核素标记免疫分析。常用的放射性核素标记免疫分析包括放射免疫分析和免疫放射分析。放射免疫分析通常是用^{125}I标记抗原,抗体是限量的,所以,放射免疫分析属于竞争性结合免疫分析。免疫放射分析通常是用^{125}I标记抗体,抗体是过量的,因此,免疫放射分析属于非竞争性结合免疫分析。

非放射性核素标记免疫分析包括酶标记免疫分析、时间分辨荧光免疫分析和发光标记免疫分析。酶标记免疫分析是用酶分子代替放射性核素标记抗原或抗体,进行竞争性或非竞争性结合免疫反应。时间分辨荧光免疫分析是以镧系元素代替放射性核素标记抗原或抗体,进行竞争性或非竞争性结合免疫反应。发光标记免疫分析是用某种化学发光剂直接标记抗原或抗体,进行竞争性或非竞争性结合免疫反应。

无论是放射性核素标记免疫分析或是非放射性核素标记免疫分析,其反应模式均是抗原加标记抗原(或标记抗体)与配体结合,生成抗原抗体复合物。它们都是超微量物质的分析技术,其灵敏度可以达到$10^{-9} \sim 10^{-15}$g级水平,甚至更低。为了保证分析质量,重点要注意:①要做好测量仪器的日常保养,确保测量结果的准确。②为了确保分析质量,标本的质量很重要;要求受检标本非脂粒,非溶血,不受其他物质污染。③加样的手法很重要;手法要求标准一致,加量要求均匀一致。④定标质控一定要符合要求。

二、习　题

(一)名词解释
1. 放射免疫分析
2. 免疫放射分析
3. 发光免疫分析
4. 质量控制

(二)是非题(正确的描述请打钩,错误的请打叉)
1. 体外标记免疫分析是一种超微量物质的分析方法。　　　　　　　　　　(　　)

2. 放射免疫分析是体外标记免疫分析方法中最经典的方法。　　　　　　　　（　　）

3. 免疫放射分析不属于体外标记免疫分析。　　　　　　　　　　　　　　　（　　）

4. 体外标记免疫分析就是抗原加抗体的一种分析方法。　　　　　　　　　　（　　）

5. 发光免疫分析方法中,有化学发光免疫分析、时间分辨荧光免疫分析等,其最大优点是自动化程度高、人为操作误差小。　　　　　　　　　　　　　　　　　　　　（　　）

6. 甲状腺功能亢进,说明垂体-甲状腺关系不正常,有的还会导致性激素水平也不正常。

（　　）

7. 甲状腺功能亢进时,由于体内代谢旺盛,血清促甲状腺素、三碘甲状腺原氨酸、甲状腺素均普遍增高。　　　　　　　　　　　　　　　　　　　　　　　　　　　　（　　）

8. 免疫放射分析的示踪物是^{125}I;化学发光免疫分析的示踪物是吖啶酯,它操作简易、稳定性好、标记物有效长、影响因素少、温育时间短、自动化程度高、政策环境较宽松,但价格较高。　　　　　　　　　　　　　　　　　　　　　　　　　　　　　　（　　）

9. 全自动发光免疫分析仪,虽然人为的操作误差小,但仍然要做好仪器的日常保养,及时、准确定标,才能确保测定质量。　　　　　　　　　　　　　　　　　　　　（　　）

10. 质量控制(QC),就是在体外标记免疫分析工作中,利用一些客观的指标,经常对分析质量进行检查,遇有质量异常则及时采取对策,以保证分析误差控制在可接受的范围内。

（　　）

（三）选择题

1. 体外标记免疫分析的始祖方法是(　　　　)

A. 放射免疫分析　　　　　　　　　　B. 免疫放射分析

C. 放射受体分析　　　　　　　　　　D. 发光免疫分析

2. 免疫放射分析常用的标记核素是(　　　　)

A. ^{99m}锝　　　　　　　　　　　　B. ^{18}氟

C. ^{125}碘　　　　　　　　　　　　D. ^{131}碘

3. ^{125}碘的物理半衰期是(　　　　)

A. 2 小时　　　　　　　　　　　　　B. 60.1 天

C. 6 小时　　　　　　　　　　　　　D. 8.02 天

4. 体外标记免疫分析必须具备的是(　　　　)

A. 标准品　　　　　　　　　　　　　B. 标记品

C. 质控品　　　　　　　　　　　　　D. 以上都是

5. 放射免疫分析的英文简称是(　　　　)

A. RIA　　　　　　　　　　　　　　B. IRMA

C. CLA　　　　　　　　　　　　　　D. ECLA

6. 放射免疫分析的抗体是(　　　　)

A. 等量　　　　　　　　　　　　　　B. 限量

C. 过量　　　　　　　　　　　　　　D. 零量

7. 放射免疫分析的优点,欠准确的是(　　　　)

A. 灵敏度好　　　　　　　　　　　　B. 特异性强

C. 成本低廉　　　　　　　　　　　　D. 自动化程度高

8. 免疫放射分析标记的是( )

A. 抗体　　　　　　　　　　　B. 缓冲液

C. 质控品　　　　　　　　　　D. 抗原

9. 发光免疫分析的优点是( )

A. 灵敏度好　　　　　　　　　B. 特异性强

C. 自动化程度高　　　　　　　D. 以上都是

10. 放射免疫分析技术,最早是由谁建立的( )

A. Yalow 和 Berson　　　　　B. Becquerel

C. Cassen　　　　　　　　　　D. Berson

11. 在质量控制中,低、中、高 3 个质控样品,其中 2 个偏离靶值超过 2s,并在同一方向时,提示( )

A. 该批测定结果可以用　　　　B. 质控样品放置位置不正确

C. 视具体情况而定　　　　　　D. 该批样品需要重新测定

12. 在质量控制中,低、中、高 3 个质控样品,其中 2 个偏离靶值超过 1s,并在同一方向时,提示( )

A. 该批测定结果可以用　　　　B. 质控样品放置位置不正确

C. 视具体情况而定　　　　　　D. 该批样品需要重新测定

13. 当样品中待测物质浓度超过标准曲线有效范围时,如何测定样品中的准确浓度( )

A. 增加标准曲线剂量点　　　　B. 将样品进行稀释

C. 减少样品的加样量　　　　　D. 对样品进行浓缩

14. 放射免疫分析试剂盒的质量控制,交叉反应率应为( )

A. <1%　　　　　　　　　　　B. <10%

C. <2%　　　　　　　　　　　D. <15%

15. 放射免疫分析质量控制,反应误差关系(RER)应为( )

A. <0.004　　　　　　　　　　B. <0.04

C. <0.4　　　　　　　　　　　D. <4

16. 促甲状腺素的英文简称是( )

A. TSH　　　　　　　　　　　B. FSH

C. LH　　　　　　　　　　　　D. TSH

17. 放射免疫分析法的基本原理是( )

A. 放射性标记抗原与过量的特异抗体进行结合反应

B. 放射性标记抗原与限量的特异抗体进行结合反应

C. 放射性标记抗原与限量的特异抗体进行竞争结合反应

D. 放射性标记抗原和非标记抗原与限量的特异抗体进行竞争性结合反应

18. 在体外放射分析的质量控制中,质控样品或质控图的作用是( )

A. 用于批间、批内质控和外部质控　　B. 仅用于外部质控

C. 仅用于内部质控　　　　　　　　　D. 评价方法的灵敏度

19. 衡量测定系统准确度的质控指标,通常要求回收率介于多少之间( )

A. 80% ~ 100%　　　　　　　　B. 90% ~ 110%

C. 90% ~ 120%　　　　　　　　　　D. 80% ~ 120%

（四）问答题

1. 什么叫竞争性抑制免疫分析？并举例说明。

2. 日常工作中,影响结果质量的因素有哪些?

3. 如何做好实验室内部质量控制(IQC)?

（蔡金来）

参 考 答 案

（一）名词解释

1. **放射免疫分析**——是一种将放射性核素测量的高度灵敏性、精确性和抗原、抗体特异性相结合的体外超微量物质的分析技术。

2. **免疫放射分析**——属于非竞争性放射性配体结合分析。它与 RIA 为代表的竞争性放射性配体分析技术的区别主要有两点:①放射性核素标记的是抗体而不是抗原;②是采用过量抗体而不是限量抗体。RIMA 与 RIA 相比较,提高了检测的灵敏度并使检测范围增宽,特异性和精确度进一步提高。

3. **发光免疫分析**——是将具有高灵敏度的化学发光测定技术与高特异性的免疫反应相结合,用于检测超微量物质的分析技术。

4. **质量控制**——就是在体外标记免疫分析工作中,利用一些客观的指标,经常对分析质量进行检查,遇有质量异常则及时采取对策,以保证分析误差控制在可接受的范围内。

（二）是非题

1. (√);2. (√);3. (×);4. (×);5. (√);6. (√);7. (×);8. (√);9. (√);10. (√)

（三）选择题

1. (A);2. (C);3. (B);4. (D);5. (A);6. (B);7. (D);8. (A);9. (D);10. (A);11. (D);12. (A);13. (B);14. (A);15. (B);16. (A);17. (D);18. (A);19. (B)

（四）问答题

1. **什么叫竞争性抑制免疫分析? 并举例说明。**

答:利用某种标记的抗原和未标记的抗原与同种限量的特异性抗体发生竞争性结合反应的免疫分析方法。如放射免疫分析。

2. **日常工作中,影响结果质量的因素有哪些?**

答:仪器因素;标本因素;试剂因素;操作因素。

3. **如何做好实验室内部质量控制(IQC)?**

答:实验前质控;实验中质控;实验后质控。

第七章

神经系统

【实训】

实训任务一——临床案例:从 1 例患者的临床资料出发,根据临床医生要求完成该患者的神经系统核医学显像及处理任务。

1. 临床资料　患者男,60 岁。因 4 个月前无明显诱因突发头痛、头晕伴恶心呕吐就诊,现视力模糊、言语不清、记忆力下降。MRI 提示:右侧少量蛛网膜下腔出血,左侧额叶、右侧颞叶、右侧基底节软化灶。DSA:双侧颈内动脉末端及大脑中动脉起始段严重狭窄。

2. 临床医生要求　了解脑血流灌注情况。

3. 请根据临床医生要求,设计核医学显像程序。程序应包括以下项目。

显像项目:＿＿＿＿＿＿＿＿＿＿＿＿＿＿＿＿＿＿＿＿＿＿＿＿＿＿＿＿＿＿＿＿＿＿

患者准备:＿＿＿＿＿＿＿＿＿＿＿＿＿＿＿＿＿＿＿＿＿＿＿＿＿＿＿＿＿＿＿＿＿＿

＿＿＿＿＿＿＿＿＿＿＿＿＿＿＿＿＿＿＿＿＿＿＿＿＿＿＿＿＿＿＿＿＿＿＿＿＿＿＿

＿＿＿＿＿＿＿＿＿＿＿＿＿＿＿＿＿＿＿＿＿＿＿＿＿＿＿＿＿＿＿＿＿＿＿＿＿＿＿

显像方法(显像剂选择、介入与否及其应用方法、显像时间、体位、探头类型及位置、计算机中的采集菜单的条件设置、采集时间和显像类型的灵活应用):

＿＿＿＿＿＿＿＿＿＿＿＿＿＿＿＿＿＿＿＿＿＿＿＿＿＿＿＿＿＿＿＿＿＿＿＿＿＿＿

＿＿＿＿＿＿＿＿＿＿＿＿＿＿＿＿＿＿＿＿＿＿＿＿＿＿＿＿＿＿＿＿＿＿＿＿＿＿＿

＿＿＿＿＿＿＿＿＿＿＿＿＿＿＿＿＿＿＿＿＿＿＿＿＿＿＿＿＿＿＿＿＿＿＿＿＿＿＿

＿＿＿＿＿＿＿＿＿＿＿＿＿＿＿＿＿＿＿＿＿＿＿＿＿＿＿＿＿＿＿＿＿＿＿＿＿＿＿

＿＿＿＿＿＿＿＿＿＿＿＿＿＿＿＿＿＿＿＿＿＿＿＿＿＿＿＿＿＿＿＿＿＿＿＿＿＿＿

＿＿＿＿＿＿＿＿＿＿＿＿＿＿＿＿＿＿＿＿＿＿＿＿＿＿＿＿＿＿＿＿＿＿＿＿＿＿＿

后期处理步骤及要点：_____

_____

_____

_____

_____

_____

_____

图像及数据结果：_____

_____

_____

_____

_____

_____

_____

_____

4. 小组讨论不同的核医学显像结果对临床决策可能有哪些方面的影响。

_____

_____

_____

_____

_____

_____

_____

_____

实训任务二——脑力风暴

1. 实训同学分成数个小组，请组内同学扮演患者，接续实训任务一，分别模拟梗阻性肾病及糖尿病肾病患者；核医学显像的技师也由组内一同学扮演。活动内容：患者向技师提出问题，技师回答，可以用模拟操作的形式。

2. 集体或小组讨论以下技术问题（可以采用小组内问答或教师提问方式）：

（1）哪些患者需要镇静？

（2）哪种情况下需要使用负荷试验？

（3）为何患者采用头托？

（4）探头应该位于什么位置？ 说明原因。

（5）如果设定患者在检查床上的位置？

（6）儿童患者检查时家属可以在检查床边吗?

（7）如果患者检查中体位移动,如何在后期处理中进行修正?

（8）提供给临床医生的影像结果的讨论。

_____

_____

_____

_____

_____

_____

_____

【学习指导】

一、重点和难点解析

脑血流灌注显像原理:脑血流显像剂^{99m}Tc-HMPAO 和^{99m}Tc-ECD 都是中性脂溶性显像剂,都能通过完整无损的 BBB。注入体内后在心腔内迅速混匀,首次通过脑循环时,正比于入脑血流量,依靠单向被动扩散过程通过 BBB 进入脑组织,一旦被脑组织摄取,立即失去脂溶性,被转变成带有电荷的亲水性化合物,不能再反向通过 BBB,可较长时间滞留在脑内,成为显像的基础。

脑代谢显像的原理:葡萄糖是脑组织的唯一能量来源,^{18}F-FDG 为葡萄糖的类似物,因此临床上较为常用。^{18}F-FDG 静脉注入人体后通过主动运输进入脑组织,在己糖激酶的作用下磷酸化生成 6-磷酸-FDG,后者不能进一步代谢,而滞留于脑细胞。通过 FDG PET 显像,可反映大脑生理和病理情况下葡萄糖代谢情况。同理正电子核素标记其他氨基酸、胆碱或受体等其他化合物来了解脑正常组织和病变组织的各类代谢情况。

脑脊液显像的原理:将无刺激的不参与代谢的水溶性示踪剂注入脊髓蛛网膜下腔或侧脑室内,示踪剂与脑脊液均匀混合后,沿脑脊液的循环途径进入各脑池、脑室及蛛网膜下腔。通过体外 γ 照相记录不同时间、不同体位及不同部位脑脊液内示踪剂的分布图像,从而清晰地显示蛛网膜下腔、各脑池及脑室的形态与脑脊液运行和吸收的动力学信息,并有效而客观地评价脑积水、脑脊液异常交通及阻塞以及脑脊液漏等。

二、习 题

（一）名词解释

1. 血脑屏障

2. 交叉失联络

3. 脑血流灌注显像

4. 过度灌注

（二）是非题（正确的描述请打钩,错误的请打叉）

1. 脑血流灌注显像最常用的放射性药物是^{99m}Tc- ECD。 （   ）

2. Alzheimer 病的脑血流灌注显像典型表现是双侧颞顶叶放射性对称性明显减低,并累及基底节和小脑。 （   ）

3. PET 有助于鉴别肿瘤的复发与坏死,如果增强病灶存在 FDG 摄取,则提示有活力的肿瘤存在或肿瘤复发。 （   ）

4. 癫痫发作期和发作间期病灶部位葡萄糖代谢均减低。 （   ）

5. 原发性 PD 表现为纹状体放射性减低,而 PD 综合征则表现为放射性浓聚如常。

（   ）

6. 全脑脊蛛网膜下腔显像一般分别于注射后 1 分钟、30 分钟、60 分钟、240 分钟进行前位和后位显像。 （   ）

7. 交通性脑积水影像的典型表现是,侧脑室持续显影,即使 24 ~ 48 小时后侧脑室内放射性浓集明显,但大脑凸面放射性分布较少或无分布。 （   ）

8. 脑血流灌注显像 SPECT 探头配置低能高分辨型、通用型或扇形准直器。 （   ）

9. 脑血流灌注显像使用^{99m}Tc 标记化合物时,^{99m}Tc 标记化合物放化纯度应 >80%。

（   ）

10. 注射^{18}F- FDG 前禁食 4 ~ 6 小时,理想的血糖水平在 3.33 ~ 6.67mg/dl（60 ~ 120mmol/L）。 （   ）

（三）选择题

1. rCBF 显像剂入脑量与以下哪一因素直接有关（   ）

A. 局部脑解剖结构　　　　　　　　B. 局部脑功能

C. 局部脑血流量　　　　　　　　　D. 局部脑代谢

2. **乙酰唑胺试验 rCBF 显像的目的**（   ）

A. 癫痫灶的定位诊断　　　　　　　B. 提高脑梗死灶的检出率

C. 提高潜在缺血性病的检出率　　　D. 提高脑肿瘤的检出率

3. **早老性痴呆（AD）rCBF 显像的典型影像表现**（   ）

A. 以双侧顶叶和颞叶为主的对称大脑皮质放射性减低

B. 大脑皮质多发散在分布的放射性减低区,基底节和小脑常受累

C. 以基底节为主的放射性分布减低

D. 颞叶放射性分布减低或缺损

4. **癫痫患者 rCBF 显像最主要的临床价值是**（   ）

A. 癫痫的诊断　　　　　　　　　　B. 癫痫的分型

C. 癫痫灶的定位　　　　　　　　　D. 癫痫疗效的判断

5. **癫痫患者发作期 rCBF 显像的主要影像表现**（   ）

A. 病变部位放射性分布减低

B. 病变部位放射性分布增高

C. 病变部位中央放射性分布减低,周围放射性增高

D. 病变部位中央放射性分布增高,周围放射性减低

6. 诊断脑死亡的首选神经核医学检查为( )

A. rCBF 显像

B. 脑^{18}F-FDG 显像

C. 放射性核素脑血管显像

D. 脑静态显像

7. **交通性脑积水患者脑池显像的影像特点( )**

A. 3 ~ 6 小时前、后位影像呈向上的"三叉"形

B. 24 小时大脑凸面呈"伞状"放射性分布

C. 3 ~ 6 小时前后位影像呈向上的"豆芽"状

D. 全脑明显扩大,基底池和小脑延髓池持续不显影

8. 一位临床高度怀疑可疑性缺血性脑病的患者 rCBF 显像未见明显异常,应选择以下哪种方法进行进一步检查( )

A. 乙酰唑胺试验 rCBF 显像

B. 脑^{18}F-FDG 显像

C. 放射性核素脑血管显像

D. 脑静态显像

9. **诊断交通性脑积水最好的方法是( )**

A. 脑显像

B. 放射性核素脑血管显像

C. 脑池显像

D. 局部脑血流断层显像

10. **关于^{11}C-MET 显像的论述哪一项不正确( )**

A. ^{11}C-MET 为正电子显像剂

B. ^{11}C-MET 是临床上应用最广泛的代谢显像剂

C. 在肿瘤显像中,^{11}C-MET 可用于精确地描述蛋白质的合成速率

D. ^{11}C-MET 可由放射化学自动合成仪制备

11. **rCBF 显像不适于( )**

A. TIA 的诊断

B. 交通性脑积水的诊断

C. 痴呆分型

D. 癫痫病灶的定位诊断

12. **癫痫灶在^{18}F-FDG 的 PET 脑代谢显像中,葡萄糖代谢表现( )**

A. 发作期和间歇期均增高

B. 发作期和间歇期均降低

C. 发作期增高,间歇期减低

D. 发作期减低,间歇期增高

13. **蛛网膜下囊肿诊断宜用( )**

A. 脑静态显像

B. 脑池显像

C. 脑灌注断层显像

D. 核素脑血管造影

14. **^{18}F-FDG 脑代谢显像显示脑组织缺血部位葡萄糖代谢率不随血流量平行下降,这种情况提示该局部脑组织( )**

A. 脑组织缺氧

B. 脑坏死组织

C. 脑组织存活

D. 瘢痕组织

15. **脑脊液漏可通过哪种显像方式诊断( )**

A. 脑灌注显像

B. 脑池显像

C. 脑屏障显像

D. 放射性核素脑血管显像

16. **^{99m}Tc-ECD 脑灌注显像前,服用过氯酸钾(KClO$_4$)的目的是( )**

A. 减少脑部辐射剂量

B. 降低脑部血本底

C. 封闭脉络丛

D. 封闭蛛网膜颗粒

17. 脑细胞能量绝大多数来源于( )

A. 氧代谢

B. 氨基酸代谢

C. 葡萄糖代谢

D. 脂肪酸代谢

18. 既能反映脑解剖结构又能反映功能代谢的最新仪器( )

A. γ- camera

B. SPECT

C. PET

D. PET/CT

19. 下列何种脑显像剂是脑代谢显像剂( )

A. ^{18}F- FDG

B. ^{13}N- NH$_3$

C. ^{15}O$_2$

D. ^{123}I- IMP

20. SPECT 在脑灌注显像中脑梗死灶显示灌注减低区范围较 CT 为( )

A. 范围大,且发现早

B. 范围小,且发现早

C. 范围大,但发现晚

D. 范围小,且发现晚

(四) 问答题

1. 脑血流灌注显像的原理及适应证是什么?

2. 简述脑血流灌注显像正常及常见异常影像表现。

3. 脑代谢显像的原理及适应证是什么?

4. 脑代谢显像前病人需要做哪些准备?

(朱汇庆)

参 考 答 案

(一) 名词解释

1. **血脑屏障**——脑毛细血管壁与神经胶质细胞形成的血浆与脑细胞之间的屏障和由脉络丛形成的血浆和脑脊液之间的屏障,这些屏障能够阻止某些物质(多半是有害的)由血液进入脑组织。

2. **交叉失联络**——当一侧大脑皮质放射性分布降低或缺损时,对侧小脑或大脑放射性分布亦减低,称为交叉失联络。

3. **脑血流灌注显像**——某些具有小分子、零电荷、脂溶性高的胺类化合物和四配基络合物等可通过正常血脑屏障,被脑细胞所摄取,经代谢后形成非脂溶性化合物,从而能较长时间滞留脑内以满足显像的要求。这类物质在脑内的存留量与局部脑血流量成正比,静脉注射后,通过断层显像设备所获得的局部脑组织的放射性分布。

4. **过度灌注**——脑梗死发病一周后若侧枝循环丰富,在脑灌注影像上可见到病变四周出现放射性异常增高,称为过度灌注。

(二) 是非题

1. (√);2. (×);3. (√);4. (×);5. (√);6. (×);7. (√);8. (√);9. (×);10. (√)

(三) 选择题

1. (C);2. (C);3. (A);4. (C);5. (B);6. (A);7. (D);8. (A);9. (C);10. (B);11. (B);12. (C);13. (B);14. (C);15. (B);16. (C);17. (C);18. (D);19. (A);20. (A)

（四）问答题

1. 脑血流灌注显像的原理及适应证是什么？

答：某些具有小分子、零电荷、脂溶性高的胺类化合物和四配基络合物等可通过正常血脑屏障，被脑细胞所摄取，经代谢后形成非脂溶性化合物，从而能较长时间滞留脑内以满足显像的要求。这类物质在脑内的存留量与局部脑血流量成正比，静脉注射后，通过断层显像设备所获得的局部脑组织的放射性分布。

适应证：

缺血性脑血管病的诊断、血流灌注和功能受损范围的评价；

癫痫致痫灶的定位诊断、儿童良性癫痫和儿童特发性癫痫的辅助诊断和鉴别诊断；

痴呆的诊断与鉴别诊断；

评价颅脑损伤后或其手术后脑血流灌注与功能；

脑血管畸形（AVM）的辅助诊断；

其他：情绪障碍包括焦虑症、恐惧症、强迫症等精神疾病辅助诊断；偏头痛、抽动障碍等疾病的功能损伤定位、治疗方法的筛选和疗效评价。

2. 简述脑血流灌注显像正常及常见异常影像表现。

答：正常影像：示大脑皮质、基底核、丘脑、脑干、小脑显像清晰，呈现放射性浓聚区，白质和脑室系统放射性明显低下，左右两侧基本对称。

异常影像：

局限性放射性分布减低或缺损；

局限性放射性浓集或增高；

交叉失联络；

白质区扩大和脑中线移位；

假性结构紊乱；

异位放射性浓集；

脑萎缩。

3. 脑代谢显像的原理及适应证是什么？

答：葡萄糖是脑组织的唯一能量来源，^{18}F-FDG（2-^{18}F-2-脱氧-D-葡萄糖）为葡萄糖的类似物，静脉注入人体后进入脑组织，在己糖激酶的作用下磷酸化生成6-磷酸-FDG，后者不能进一步代谢，而滞留于脑细胞。

适应证：

癫痫灶的定位诊断与术前评价；

痴呆的诊断（包括早期诊断和痴呆严重程度评价）及鉴别诊断；

脑肿瘤恶性程度分级判断、术前脑功能及预后评价；治疗后肿瘤复发与放射性坏死或纤维化的鉴别诊断；转移性脑肿瘤的诊断（全身显像有助于寻找肿瘤原发灶和颅外转移灶）；

脑外伤、脑血管性病变、精神疾病、脑感染性病变（AIDS、弓形体病等）、药物成瘾及滥用、酗酒等有关脑功能的评价；

锥体外系疾病如 Parkinson 病、Huntington 病等诊断与病情评价；

脑认知功能的研究。

4. 脑代谢显像前病人需要做哪些准备?

答:熟悉病情、采集相关病史,并了解是否存在影响 FDG 摄取的因素;CT 及 MRI 等影像学资料;病理资料;是否有糖尿病病史;癫痫病人的发作情况、抗癫痫药物治疗情况、脑电图资料等。

注射^{18}F-FDG 前禁食 4 ~ 6 小时。

检查者保持安静,戴黑眼罩和耳塞,避免声光刺激。

建立静脉通道,注射^{18}F-FDG 后用生理盐水冲洗通道。

常规显像宜在注射后 30 分钟进行。

第八章

心血管系统

【实训】

实训任务一——临床案例:从1例患者的临床资料出发,根据临床医生要求完成该患者的心血管系统核医学显像及处理任务。

1. 临床资料 患者女,62岁。间断胸痛1月余,发作时伴左肩放射性疼痛,最长持续5分钟。心电图示 $V_3 \sim V_6$ 导联 ST 段水平下移 >0.5mm;心脏彩超示左心室略增大,前壁运动幅度轻度减低,左心室顺应性减低,左室 EF:55.4%。

2. 临床医生要求 了解左室心肌细胞是否存在缺血。

3. 请根据临床医生要求,设计核医学显像程序。程序应包括以下项目。

显像项目:_____

_____

患者准备:_____

_____

_____

显像方法(包括显像剂选择、介入与否及其应用方法、显像时间、体位、探头准直器类型及位置、计算机中采集菜单的条件设置、采集时间和显像类型等):

_____

_____

_____

_____

_____

_____

图像后期处理步骤及要点：_____

_____

_____

_____

_____

_____

图像及数据结果：_____

_____

_____

_____

_____

_____

4. 小组讨论不同的核医学显像结果对临床决策可能有哪些方面的影响。

_____

_____

_____

_____

_____

_____

实训任务二——脑力风暴

1. 实训同学分成数个小组，接续实训任务一，请组内同学扮演患者，分别模拟缺血性心脏病及左室心肌梗死后患者；核医学显像的技师也由组内一同学扮演。活动内容：患者向技师提出问题，技师回答，可以用模拟操作的形式。

2. 集体或小组讨论以下技术问题（可以采用小组内问答或教师提问方式）：

(1)核素显像筛查冠心病时，为什么要进行运动＋静息心肌血流灌注显像？

(2)门控心肌显像能为临床提供哪些信息？

(3)急性心肌梗死时，应选用静息还是运动心肌血流灌注显像，为什么？

(4)急性心肌梗死时，门控较非门控心肌血流灌注显像有哪些优势？

(5)运动负荷试验应从哪几方面来保证其安全性？

（6）运动负荷试验的临床应用有哪些？

（7）缺血状态下的心肌细胞被称为什么细胞？

（8）缺血状态下，心肌细胞的能量来源于哪？

（9）心肌葡萄糖代谢显像对血糖有无要求？

（10）心肌代谢显像的原理是什么？

（11）注射心肌显像剂后，为什么要求患者要进食高脂质饮食？

（12）图像采集过程中，若发生患者体位移动，该如何减少其对诊断的影响？

（13）若遇到轻度幽闭恐惧症的患者，应采取哪些有效措施来完成图像的采集？

（14）若遇到心律不齐的患者，该如何去完成门控心肌显像的采集？若持续无法完成门控采集，应改为何种采集方法？

（15）图像采集结束后，应提供给临床医师哪些图像和检查数据？

_____

_____

_____

_____

_____

_____

_____

_____

_____

_____

_____

_____

_____

【学习指导】

一、重点和难点解析

冠状动脉各分支与左室各壁心肌的对应关系：冠状动脉分为左前降支、左回旋支和右冠状动脉。左前降支供血于左室前壁、心尖和前间壁；左回旋支供血于左室侧壁和侧后壁；右冠状动脉供血于左室下壁、后壁、下间壁或心尖。

心肌细胞摄取^{99m}Tc-MIBI 的机制：^{99m}Tc-MIBI 具有带电阳离子的特性，心肌细胞通过主动摄取来获取^{99m}Tc-MIBI。

心肌细胞摄取^{99m}Tc-MIBI 的量与冠状动脉血流的关系:两者间呈正相关。

心肌负荷试验:当人体剧烈运动或静脉给予药物,如腺苷时,正常的冠状动脉扩张,使冠脉血流量增加 3～4 倍,而病变部位的冠状动脉却不能进行相应的有效扩张,使其营养支配区域的心肌血流量明显低于其他正常部位。

心肌灌注显像的极坐标靶心图:靶心图影像代表整个左室短轴相应部位的心肌细胞。靶心为心尖部,靶外围周边为基底部,其上部对应左室前壁,下部对应左室下壁和后壁,左侧对应间壁,右侧对应侧壁。

PET 心肌葡萄糖代谢显像是目前检测心肌活性最准确的方法。

葡萄糖是缺血心肌的唯一能量来源,在 PET 心肌葡萄糖代谢显像中表现为显像剂分布正常或局部"热"区。

二、习　题

(一) 名词解释

1. 心脏负荷试验

2. 可逆性灌注缺损

3. 花斑样改变

4. 反向分布图像

5. 室壁瘤

6. 血流灌注-代谢匹配

7. 顿抑心肌

8. 冬眠细胞

(二) 是非题(正确的描述请打钩,错误的请打叉)

1. 门控心肌血流灌注显像只是用于诊断心肌缺血的一种核素显像方法。　　　　(　　)

2. 非门控心肌血流灌注显像可以获得左室功能和左室各室壁活动等指标。　　　(　　)

3. 运动试验是用于诊断心肌缺血的常用显像方法。　　　　　　　　　　　　(　　)

4. ^{18}F-FDG PET 显像是检测存活心肌的金标准。　　　　　　　　　　　　　(　　)

5. 平衡法心血池显像是一种诊断室壁瘤的良好方法。　　　　　　　　　　　(　　)

6. 有哮喘的患者应选用多巴酚丁胺试验心肌显像。　　　　　　　　　　　　(　　)

7. ^{201}Tl 在心肌细胞中具有再分布的特性。　　　　　　　　　　　　　　　(　　)

8. 核素大动脉显像是临床较常用的一种显像方法。　　　　　　　　　　　　(　　)

9. 核素血栓显像要优于双下肢血栓超声显像。　　　　　　　　　　　　　　(　　)

10. 双下肢深静脉显像是一种寻找下肢水肿病因的核素显像方法。　　　　　　(　　)

(三) 选择题

1. 铊的半衰期为(　　　)

A. 6.02h

B. 8d

C. 20～50min

D. 27h

2. 心肌灌注显像不包括哪一个断面轴(　　　)

A. 心肌短轴

B. 心肌水平长轴

C. 心肌垂直长轴

D. 与心底45°轴

3. 心肌炎血流灌注表现是( )

A. 可逆性缺损
B. 不可逆性缺损
C. 混合型缺损
D. 花斑型改变

4. ^{201}Tl 再分布是下列哪种疾病的特征性表现( )

A. 新近心肌梗死
B. 陈旧性心肌梗死
C. 心肌缺血
D. 心肌炎

5. 目前公认的检测存活心肌的常规检查方法是( )

A. 门电路心血池断层显像
B. 64 排螺旋 CT
C. PET 心肌显像
D. 超声心动图

6. 下列门控心血池显像测定中,最常用的反映心脏舒张功能的参数是( )

A. PER
B. PFR
C. LVEF
D. 1/3ER

7. 心肌血流显像常用的显像剂是( )

A. $^{99m}Tc- RBC$
B. $^{99m}Tc- PYP$
C. $^{99m}Tc- MIBI$
D. $^{99m}Tc- ECD$

8. 下列门控心血池显像测定中,最常用的反映心脏整体功能的指标是( )

A. PER
B. PFR
C. LVEF
D. TPFR

9. 陈旧性心肌梗死时,心肌血流灌注显像表现为( )

A. 不可逆放射性缺损
B. 放射性持续缺损
C. 再分布
D. 放射性分布增强

10. 心肌灌注显像的常规静息和负荷试验应该在什么时间段进行( )

A. 间隔 2~3 天
B. 同一天或者隔日
C. 间隔 4~6 天
D. 2 小时内

11. 下列哪种药物与双嘧达莫(潘生丁)负荷心肌灌注显像作用机制相似( )

A. 腺苷
B. 氨茶碱
C. 硝酸甘油
D. 普萘洛尔(心得安)

12. 进食后,心肌的主要能源物质是( )

A. 葡萄糖
B. 氨基酸
C. 多肽
D. 脂肪酸

13. 禁食后,心肌的主要能源物质是( )

A. 葡萄糖
B. 氨基酸
C. 多肽
D. 脂肪酸

14. 下列评价心肌活力的检查中,最为准确的是( )

A. 灌注+代谢显像
B. 门控心肌灌注显像
C. 小剂量多巴酚丁胺介入灌注显像
D. 硝酸盐介入灌注显像

15. 负荷+静息心肌显像诊断心肌缺血的标准是( )

A. 负荷时显像剂分布明显稀疏或缺损,静息时填充
B. 负荷时显像剂分布正常,静息时明显稀疏或缺损

C. 负荷和静息时显像剂分布均为明显稀疏或缺损

D. 负荷和静息时显像剂分布均正常

16. 下列有关硝酸甘油介入试验的准确描述是（　　）

A. 用于评价心肌存活 　　　　　　　B. 用于诊断心肌缺血

C. 用于筛查扩张性心肌病 　　　　　D. 用于评价左心室功能

17. 运动试验时，患者需进行必要的试验前准备，以下哪项药物没必要停用（　　）

A. 维生素 B 族 　　　　　　　　　　B. 硝酸酯类药物

C. 钙离子拮抗剂 　　　　　　　　　D. β 受体阻滞剂

18. 患者不配合进行运动试验时，应首选哪项介入试验（　　）

A. 潘生丁和腺苷试验 　　　　　　　B. 运动试验

C. 多巴酚丁胺试验 　　　　　　　　D. 硝酸酯介入试验

19. 以下哪项是放射性核素静脉显像常用显像剂（　　）

A. $^{99m}TcO_4^-$ 　　　　　　　　　　B. ^{99m}Tc- MIBI

C. ^{99m}Tc- DTPA 　　　　　　　　　D. ^{99m}Tc- MAA

20. 首次通过法心血池显像主要用于评价（　　）

A. 右心室功能 　　　　　　　　　　B. 左心室功能

C. 左心房功能 　　　　　　　　　　D. 右心房功能

（四）问答题

1. 请分析负荷试验和静息心肌血流灌注显像时的几种图像结果意义。

2. 运动心肌显像的主要适应证有哪些？

3. 什么情况下选用药物负荷试验？

（赵德善）

参 考 答 案

（一）名词解释

1. **心脏负荷试验**——是指应用生理如运动或药物等介入方式来增加心脏负荷，通过心肌灌注显像或心血池显像测定心功能来观察负荷前后心肌血流灌注和（或）心功能参数的变化，以此判断冠状动脉和心脏的储备能力。心脏负荷试验分为生理负荷试验，如运动试验和药物负荷试验两大类。

2. **可逆性灌注缺损**——负荷显像出现广泛或局部左室心肌显像剂分布稀疏或缺损，延迟（或静息）影像显示原显像剂分布稀疏或缺损区消失，出现显像剂填充（或再分布）。此为心肌缺血的典型表现，也是诊断心肌缺血的主要依据。

3. **花斑样改变**——负荷显像和延迟（或静息）影像均显示左室心肌斑片样显像剂分布稀疏，多见于心肌炎和扩张性心肌病。

4. **反向分布图像**——负荷显像正常或出现左室心肌显像剂分布稀疏或缺损不明显，而延迟（或静息）影像显示有明显的稀疏或缺损。该种分布模式并不多见，可见于原有缺血部位的心肌缺血加重或出现新的心肌缺血，也被认为是一种心肌缺血的预警作用或心肌梗死后血管再通时局部血流与心肌活力不匹配的表现。具体临床意义尚不明了。

5. **室壁瘤**——心肌梗死后,梗死部位心肌坏死,由纤维组织替代而形成的左室收缩期局部膨出、舒张期局部回缩的一个囊袋式结构组织。局部室壁反向运动是室壁瘤的典型征象。

6. **血流灌注-代谢匹配**——是指左室心肌血流灌注显像示局部显像剂分布明显稀疏或缺损,而^{18}F-FDG PET 显像示该部位 FDG 摄取减低或无摄取,与血流灌注影像呈匹配性缺损,表明该部位心肌细胞坏死,无活性。

7. **顿抑心肌**——是指发生急性心肌梗死时,由于短时间内心肌供血中断,导致部分心肌细胞因自身保护而处于一种基础代谢状态,并随血液循环的改善,逐渐恢复功能,该种心肌细胞被称为顿抑心肌。

8. **冬眠细胞**——是指由于长时间慢性缺血,导致相应供血部位的心肌细胞处于一种低代谢状态,随着血液循环的改善,功能逐渐恢复,该部分心肌细胞被称为冬眠心肌。

（二）是非题

1.（×）;2.（×）;3.（√）;4.（√）;5.（√）;6.（√）;7.（√）;8.（×）;9.（×）;10.（√）

（三）选择题

1.（A）;2.（D）;3.（D）;4.（C）;5.（C）;6.（B）;7.（C）;8.（C）;9.（A）;10.（B）;11.（A）;12.（A）;13.（D）;14.（A）;15.（A）;16.（A）;17.（D）;18.（A）;19.（D）;20.（A）

（四）问答题

1. **请分析负荷试验和静息心肌血流灌注显像时的几种图像结果意义。**

类型	负荷显像	静息或延迟显像	临床意义
可逆性缺损（固定缺损）	局限性放射性缺损或减低	填充	心肌缺血
不可逆性缺损	同上	未填充	心肌梗死或严重缺血
混合型（部分可逆性缺损）	同上	部分填充	心肌梗死伴缺血

2. **运动心肌显像的主要适应证有哪些?**

答:(1)高危冠心病患者的筛查。

(2)对冠心病部位、范围及疗效的评价。

(3)左室功能及储备功能的评价。

3. **什么情况下选用药物负荷试验?**

答:①不能进行运动试验的患者,可行腺苷或潘生丁药物负荷试验。②因哮喘,不能进行运动和潘生丁或腺苷药物负荷试验的患者,可行多巴酚丁胺负荷试验。

第九章

内分泌系统

【实训】

实训任务一——临床案例:从 1 例患者的临床资料出发,根据临床医生要求完成该患者的内分泌系统核医学显像及处理任务。

1. 临床资料　患者女,38 岁。自诉发现颈部肿块一周就诊。B 超提示:右侧甲状腺下部可见一个 28mm × 23mm 的等回声,形态规则,边界清,内部回声均匀,其内血流信号较丰富。

2. 临床医生要求　进一步了解甲状腺肿块的性质。

3. 请根据临床医生要求,设计核医学显像程序。程序应包括以下项目。

显像项目:_____

_____

患者准备:_____

_____

_____

显像方法(显像剂选择、静态或动态显像及其应用方法、显像时间、体位、探头类型及位置、计算机中的采集菜单的条件设置、采集时间和显像类型的灵活应用):

_____

_____

_____

_____

_____

_____

_____

后期处理步骤及要点：_____

_____

_____

_____

_____

_____

图像及数据结果：_____

_____

_____

_____

_____

_____

4. 小组讨论不同的显像剂做的甲状腺显像结果对临床医生判断有哪些方面的影响。

_____

_____

_____

_____

_____

_____

实训任务二——脑力风暴

1. 实训同学分成数个小组，请组内同学扮演患者，模拟甲状腺结节患者；核医学显像的技师也由组内一同学扮演。活动内容：患者向技师提出问题，技师回答，可以用模拟操作的形式。

2. 集体或小组讨论以下技术问题（可以采用小组内问答或教师提问方式）：

（1）甲状腺显像的原理是什么？

（2）选择不同的显像剂患者准备方面有什么不同？

（3）口服和注射显像剂各有什么优缺点？

（4）患者采用什么体位？

（5）探头应该位于什么位置？说明原因。

（6）如何设定患者在检查床上的位置？

（7）如果遇到不能配合的患者，如果应对？

（8）家属可以在检查床边吗？

（9）患者回家后需要与家人隔离吗？

（10）哪种患者需要做甲状腺动态显像？

（11）提供给临床医生的影像结果的讨论（包括影像的判读及解释等）。

_____

_____

_____

_____

_____

_____

_____

_____

_____

_____

_____

【学习指导】

一、重点和难点解析

本章的重点是掌握甲状腺功能测定试验的原理、适应证及结果分析以及甲状腺静态显像的原理、适应证及诊断要点。

甲状腺功能测定目前主要用于甲亢 ^{131}I 治疗前了解甲状腺对于 ^{131}I 的吸收率，借此来帮助决定治疗剂量。甲状腺显像方面可选择的显像剂有 $^{99m}TcO_4^-$ 和 ^{131}I。患者准备用 $^{99m}TcO_4^-$ 甲状腺显像剂时，无须特殊准备；用 ^{131}I 作为显像剂时，根据情况停用含碘食物及影响甲状腺功能的药物一周以上，检查当日空腹。甲状腺显像的结果判读应与 B 超检查的结果充分对照，这样有助于提高甲状腺显像结果的准确性。

二、习　　题

（一）名词解释

1. "热"结节

2. "冷"结节

3. "温"结节

（二）是非题（正确的描述请打钩，错误的请打叉）

1. 甲状腺热结节一定是良性的。　　　　　　　　　　　　　　　　　　　　（　　）

2. 甲状腺冷结节也可能是良性的。　　　　　　　　　　　　　（　　）

3. ^{131}I 可用于甲状腺摄 ^{131}I 功能试验。　　　　　　　　　　（　　）

4. 甲状腺显像可用于异位甲状腺诊断。　　　　　　　　　　　（　　）

5. 根据甲状腺结节部位放射性分布将结节分为大中小 3 类。　（　　）

6. 做甲状腺显像的患者都不需要特殊准备。　　　　　　　　　（　　）

7. 甲状旁腺显像分为减影法和双时相法。　　　　　　　　　　（　　）

8. 肾上腺皮质显像常用的显像剂是 ^{131}I-6-碘代胆固醇。　　　（　　）

9. 做甲状腺摄 ^{131}I 功能试验前患者需忌碘。　　　　　　　　（　　）

10. 异位甲状腺常位于舌根部、舌骨下或胸骨后。　　　　　　　（　　）

（三）选择题

1. 甲状腺显像的适应证不包括以下哪项（　　　）

A. 甲亢 ^{131}I 治疗前重量估算　　　　B. 甲状腺结节的诊断与鉴别诊断

C. 异位甲状腺的诊断　　　　　　　D. 甲状腺肿块良恶性鉴别的最佳方法

2. 甲状腺结节部位放射性分布明显高于周围正常组织的,称为（　　　）

A. 冷结节　　　　　　　　　　　　B. 热结节

C. 温结节　　　　　　　　　　　　D. 凉结节

3. 诊断异位甲状腺特异性的影像学检查方法是（　　　）

A. 超声　　　　　　　　　　　　　B. CT

C. MRI　　　　　　　　　　　　　D. 甲状腺显像

4. 甲状旁腺显像使用的显像剂是（　　　）

A. ^{99m}Tc-MDP　　　　　　　　　B. ^{99m}Tc-DTPA

C. ^{99m}Tc-MIBI　　　　　　　　　D. ^{131}I

5. 做摄 ^{131}I 功能试验前无须停服的是（　　　）

A. 海带　　　　　　　　　　　　　B. 紫菜

C. 苔条　　　　　　　　　　　　　D. 鸡蛋

6. 甲状腺显像可使用的显像剂为（　　　）

A. ^{18}F-FDG　　　　　　　　　　B. ^{99m}Tc-DTPA

C. ^{99m}Tc-MIBI　　　　　　　　　D. ^{131}I

7. 甲状腺摄 ^{131}I 功能试验的适应证不包括（　　　）

A. 观察甲状腺的形态、位置及大小　B. 亚急性甲状腺炎的辅助诊断

C. 甲状腺功能亢进症的辅助诊断　　D. 甲状腺肿的辅助诊断

8. 检查前需忌碘的核医学检查为（　　　）

A. 骨显像　　　　　　　　　　　　B. 甲状腺摄 ^{131}I 功能试验

C. 肾动态显像　　　　　　　　　　D. 心肌显像

9. 可作为亚急性甲状腺炎辅助诊断的是（　　　）

A. 甲状腺显像　　　　　　　　　　B. 甲状旁腺显像

C. 甲状腺摄 ^{131}I 功能试验　　　　D. 唾液腺显像

10. 甲状腺动态显像时患者需做什么准备（　　　）

A. 忌碘　　　　　　　　　　　　　B. 饮水

C. 憋尿　　　　　　　　　　　　D. 一般无须特殊准备

（四）问答题

1. 甲状腺吸^{131}I功能的适应证是什么？

2. 甲状腺静态显像的禁忌证是什么？

3. 简述甲状腺结节的类型及各自功能判断。

（陈　刚）

参 考 答 案

（一）名词解释

1. **"热"结节**——结节部位放射性分布高于周围正常甲状腺组织的,表明此结节的摄^{131}I或^{99m}TcO$_4^-$能力高于正常甲状腺组织。

2. **"冷"结节**——结节部位不摄取放射性核素,表现为放射性缺损区,表明此结节甲状腺组织功能。

3. **"温"结节**——结节部位放射性分布与周围正常甲状腺组织相同,表明此结节有正常的甲状腺组织功能。

（二）是非题

1.（×）;2.（√）;3.（√）;4.（√）;5.（×）;6.（×）;7.（√）;8.（√）;9.（√）;10.（√）

（三）选择题

1.（D）;2.（B）;3.（D）;4.（C）;5.（D）;6.（D）;7.（A）;8.（B）;9.（C）;10.（D）

（四）问答题

1. **甲状腺吸^{131}I功能的适应证是什么？**

答:亚急性甲状腺炎的辅助诊断;慢性淋巴细胞性甲状腺炎的辅助诊断;甲状腺功能亢进症的辅助诊断;甲状腺功能减低的辅助诊断;甲状腺肿的辅助诊断。

2. **甲状腺静态显像的禁忌证是什么？**

答:妊娠、哺乳期妇女禁用^{131}I行甲状腺显像。

3. **简述甲状腺结节的类型及各自功能判断。**

答:①热结节:即结节部位放射性高于周围正常甲状腺组织,表明此结节的摄^{131}I或^{99m}TcO$_4^-$的能力高于正常甲状腺组织。②温结节:即结节部位放射性分布与周围正常甲状腺组织相同,表明此结节有正常甲状腺组织的功能。③凉结节:即结节部位放射性分布低于正常甲状腺组织,表明此结节功能低于正常甲状腺组织。④冷结节:即结节部位不摄取放射性核素,表现为放射性缺损区,表明此结节无甲状腺组织功能。

第十章 ◀◀◀

消 化 系 统

【实训】

实训任务一——临床案例

1. 临床资料　患儿女,35 天,因生后黄疸持续不退,并逐渐加重就诊。患儿母亲怀孕期间曾感染巨细胞病毒。查体:营养状况较差,皮肤黄染,肝脾肿大。实验室检查示:血清直接胆红素、间接胆红素及总胆红素均高于正常,且肝功受损。

2. 临床医生要求　鉴别诊断先天性胆道闭锁与新生儿肝炎。

3. 请根据临床医生要求,设计核医学显像程序。程序应包括以下项目。

显像项目:＿＿＿＿＿＿＿＿＿＿＿＿＿＿＿＿＿＿＿＿＿＿＿＿＿＿＿＿

＿＿＿＿＿＿＿＿＿＿＿＿＿＿＿＿＿＿＿＿＿＿＿＿＿＿＿＿＿＿＿＿＿＿

患儿准备:＿＿＿＿＿＿＿＿＿＿＿＿＿＿＿＿＿＿＿＿＿＿＿＿＿＿＿＿

＿＿＿＿＿＿＿＿＿＿＿＿＿＿＿＿＿＿＿＿＿＿＿＿＿＿＿＿＿＿＿＿＿＿

＿＿＿＿＿＿＿＿＿＿＿＿＿＿＿＿＿＿＿＿＿＿＿＿＿＿＿＿＿＿＿＿＿＿

＿＿＿＿＿＿＿＿＿＿＿＿＿＿＿＿＿＿＿＿＿＿＿＿＿＿＿＿＿＿＿＿＿＿

显像方法(显像剂选择、显像时间、体位、探头类型及位置;计算机中的采集菜单的条件设置、采集时间和显像类型;是否采用介入试验及其应用方法):

＿＿＿＿＿＿＿＿＿＿＿＿＿＿＿＿＿＿＿＿＿＿＿＿＿＿＿＿＿＿＿＿＿＿

＿＿＿＿＿＿＿＿＿＿＿＿＿＿＿＿＿＿＿＿＿＿＿＿＿＿＿＿＿＿＿＿＿＿

＿＿＿＿＿＿＿＿＿＿＿＿＿＿＿＿＿＿＿＿＿＿＿＿＿＿＿＿＿＿＿＿＿＿

＿＿＿＿＿＿＿＿＿＿＿＿＿＿＿＿＿＿＿＿＿＿＿＿＿＿＿＿＿＿＿＿＿＿

＿＿＿＿＿＿＿＿＿＿＿＿＿＿＿＿＿＿＿＿＿＿＿＿＿＿＿＿＿＿＿＿＿＿

＿＿＿＿＿＿＿＿＿＿＿＿＿＿＿＿＿＿＿＿＿＿＿＿＿＿＿＿＿＿＿＿＿＿

后期处理步骤及要点:＿＿＿＿＿＿＿＿＿＿＿＿＿＿＿＿＿＿＿＿＿＿＿＿

＿＿＿＿＿＿＿＿＿＿＿＿＿＿＿＿＿＿＿＿＿＿＿＿＿＿＿＿＿＿＿＿＿＿

_____

_____

_____

_____

_____

图像及数据结果：_____

_____

_____

_____

_____

_____

4. 小组讨论不同的核医学显像结果对临床决策可能有哪些方面的影响。

_____

_____

_____

_____

_____

_____

_____

实训任务二——脑力风暴

1. 实训同学分成数个小组，接续上一实训任务，请组内一名同学为代表扮演黄疸患儿家长，组内另一名同学为代表扮演核医学技师。活动内容：患儿家长向技师提出问题，技师回答，组内其他成员可以补充提问或回答。

2. 集体或小组讨论以下技术问题（可以采用小组内问答或教师提问方式）：

（1）为什么检查前6至12小时应停用麻醉药物？

（2）为什么检查前患儿至少禁食4小时？

（3）如果患儿禁食超过24小时，应在检查前给予什么处理？

（4）什么情况的患儿需要镇静处理？

（5）扫描视野应包括什么部位？

（6）什么体位采集有助于胆囊的观察？

（7）通过静脉通道静滴给药不利于什么图像的观察？

(8)断层采集有助于诊断吗？为什么？

(9)如采集过程中怀疑小儿腹部存在尿液污染，可采取什么方法加以鉴别？

(10)什么情况下应采用介入试验？

(11)介入试验的药物是什么？其作用是什么？怎样服用？

(12)首次检查与介入试验后检查方法有区别吗？

(13)提供给临床医生的影像结果的讨论(包括图像大小、灰度、本底及拼接如何处理？怎样做到图像清晰、排列有序、病灶易于分辨)。

_____

_____

_____

_____

_____

_____

_____

_____

_____

_____

_____

_____

【学习指导】

一、重点和难点解析

肝胆动态显像时由肝细胞(多角细胞)摄取放射性药物，动态观察放射性药物被肝细胞摄取、分泌而经由胆道系统排泄至肠道的过程，依据某时相图像的异常诊断疾病；肝胶体显像时由肝脏库普弗细胞吞噬放射性药物，采用多体位平面显像的方法，依据肝内库普弗细胞的缺失或增多时的图像表现对疾病进行诊断。

病情较重的新生儿肝炎第一次肝胆动态显像时，肠道内可能无放射性出现，此时必须引入苯巴比妥钠介入试验，其目的是增加肝脏酶的分泌，加快胆红素及肝胆显像药物自肝脏分泌至微胆管，最终使肠道显影，避免诊断先天性胆道闭锁的假阳性。

肝血流灌注与肝血池显像时，正常情况下肝脏在动脉期不显影，到静脉期才显影，是因为肝脏接受肝动脉和门静脉双重供血，前者供血少(25%~30%)，后者才是主要供血来源(70%~75%)，但供血时相晚于肝动脉。

^{99m}Tc-硫胶体或^{99m}Tc-植酸钠仅适用于急性活动性出血显像，是因为此类药物可以被肝脾单核吞噬细胞不断吞噬、清除，不能长时间存留于血液循环系统，而间歇性出血患者需要

长时间的观察,故此类药物不适合应用。

异位胃黏膜显像诊断 Meckel 憩室的关键是病变部位胃黏膜的存在,对于憩室部位不含胃黏膜、胃黏膜含量较少等情况的患儿,显像时可为假阴性结果。

唾液腺静态显像时,占位病变的"冷区"、"温区"及"热区"表现,不能作为定性诊断,只能判断病变部位与正常组织比较的功能状态。

二、习　题

（一）名词解释

1. 肝胆动态显像

2. 胃肠道出血显像

3. 肝血池显像

（二）是非题（正确的描述请打钩,错误的请打叉）

1. 急性胆囊炎是肝胆动态显像的禁忌证。　　　　　　　　　　　　　　　　（　　）

2. 肝胆动态显像鉴别先天性胆道闭锁与新生儿肝炎时,苯巴比妥介入是为了促进放射性药物的排泄。　　　　　　　　　　　　　　　　　　　　　　　　　　　　　（　　）

3. 肝胆动态显像,吗啡介入可引起奥迪括约肌痉挛,使胆总管内压力增加。　（　　）

4. 肝胶体显像不能对肝脏占位性病变进行定性诊断。　　　　　　　　　　　（　　）

5. 肝血流灌注显像中,肝脏影像先于双肾及脾脏出现。　　　　　　　　　　（　　）

6. 肝血池显像中,肝血管瘤表现为放射性过度充填。　　　　　　　　　　　（　　）

7. 通过胃肠道出血显像可以对出血部位及范围进行判断。　　　　　　　　　（　　）

8. 异位胃黏膜显像诊断 Meckel 憩室时,可以出现假阴性及假阳性。　　　　（　　）

9. 异位胃黏膜与唾液腺都具有摄取 $^{99m}TcO_4^-$ 的功能。　　　　　　　　　（　　）

10. 唾液腺显像可以对腮腺占位性病变进行定性诊断。　　　　　　　　　　（　　）

（三）选择题

1. 肝胆动态显像中,何种细胞摄取放射性药物（　　）

A. 单核吞噬细胞　　　　　　　　　　　　B. 胆管细胞

C. 血管上皮细胞　　　　　　　　　　　　D. 肝细胞

2. 肝胆动态显像剂不包括（　　）

A. ^{99m}Tc-HIDA　　　　　　　　　　　B. ^{99m}Tc-EHIDA

C. ^{99m}Tc-PMT　　　　　　　　　　　D. ^{99m}Tc-植酸盐

3. 肝胆动态显像时,患者应至少禁食（　　）

A. 1 小时　　　　　　　　　　　　　　　B. 2 小时

C. 3 小时　　　　　　　　　　　　　　　D. 4 小时

4. ^{99m}Tc-EHIDA 肝胆动态显像时,采集系统所设能峰是（　　）

A. 140keV　　　　　　　　　　　　　　　B. 160keV

C. 360keV　　　　　　　　　　　　　　　D. 511keV

5. 肝胆动态显像对先天性胆道闭锁与新生儿肝炎进行鉴别诊断时,首次显像或介入试验后显像,如肠道始终不显影,应至少观察至（　　）

A. 4 小时　　　　　　　　　　　　　　　B. 8 小时

C. 24 小时　　　　　　　　　　　　　　　D. 48 小时

6. 肝胆动态显像诊断急性胆囊炎时,1 小时内胆囊未见显影,为避免假阳性并缩短检查时间应立即采用( )

A. 脂肪餐试验　　　　　　　　　　　　B. 辛卡利特刺激试验

C. 吗啡介入试验　　　　　　　　　　　D. 苯巴比妥诱导试验

7. 肝胆动态显像过程中,胆囊内放射性充盈尚可,如果想测定排胆分数(GBEF),可采用下列哪种方法( )

A. 吗啡介入试验　　　　　　　　　　　B. 辛卡利特刺激试验

C. 辛卡利特预处理　　　　　　　　　　D. 苯巴比妥诱导试验

8. 肝胆动态显像时胆囊 4 小时显影,且胆囊小,经试验测得排胆分数(GBEF)为 25%,最可能诊断为( )

A. 急性胆囊炎　　　　　　　　　　　　B. 先天性胆总管囊肿

C. 慢性胆囊炎　　　　　　　　　　　　D. 胆总管梗阻

9. 肝胶体显像的显像剂应是( )

A. ^{99m}Tc-EHIDA　　　　　　　　　　B. ^{99m}Tc-DISIDA

C. ^{99m}Tc-SC　　　　　　　　　　　　D. ^{99m}Tc-BRIDA

10. 肝胶体显像时,摄取放射性药物的细胞是( )

A. 单核吞噬细胞　　　　　　　　　　　B. 胆管细胞

C. 血管上皮细胞　　　　　　　　　　　D. 肝细胞

11. 肝胶体显像时,静脉注射放射性药物多长时间后进行采集( )

A. 2 小时　　　　　　　　　　　　　　　B. 1.5 小时

C. 30 分钟　　　　　　　　　　　　　　　D. 15 分钟

12. 肝胶体显像时病变部位表现为局限性放射性浓聚区,最可能诊断是( )

A. 原发性肝癌　　　　　　　　　　　　B. 肝囊肿

C. 肝血管瘤　　　　　　　　　　　　　D. 肝局灶性结节增生

13. 肝胶体显像时病变部位表现为局限性缺损区,可以排除的疾病是( )

A. 肝局灶性结节增生　　　　　　　　　B. 肝囊肿

C. 原发性肝癌　　　　　　　　　　　　D. 肝血管瘤

14. 肝血池显像的放射性药物是( )

A. ^{99m}Tc-植酸钠　　　　　　　　　　B. ^{99m}Tc-硫化锑

C. ^{99m}Tc-HAS　　　　　　　　　　　D. ^{99m}Tc-RBC

15. 肝脏的血液供应,主要来自( )

A. 肝动脉　　　　　　　　　　　　　　B. 肝静脉

C. 门静脉　　　　　　　　　　　　　　D. 肠系膜上动脉

16. 肝血流灌注显像时,肝脏影像( )

A. 较双肾影先出现　　　　　　　　　　B. 较脾脏影先出现

C. 与双肾影同时出现　　　　　　　　　D. 迟于双肾影出现

46

17. 急性活动性出血,胃肠道出血显像的放射性药物最好用( )

A. ^{99m}Tc-硫胶体　　　　　　　　　　　B. ^{99m}TcO$_4^-$

C. ^{99m}Tc-RBC　　　　　　　　　　　　D. ^{99m}Tc-EHIDA

18. 间歇性肠道出血,行胃肠道出血显像,应选用的放射性药物是( )

A. ^{99m}Tc-硫胶体　　　　　　　　　　　B. ^{99m}Tc-植酸钠

C. ^{99m}T-红细胞　　　　　　　　　　　　D. ^{99m}Tc-白细胞

19. ^{99m}Tc-硫胶体不能用于下列哪种显像( )

A. 消化道出血显像　　　　　　　　　　　B. Meckel 憩室显像

C. 肝胶体显像　　　　　　　　　　　　　D. 脾胶体显像

20. 新鲜^{99m}TcO$_4^-$淋洗液不能直接用于哪种显像( )

A. Meckel 憩室显像　　　　　　　　　　　B. 胃肠道出血显像

C. 小肠重复畸形显像　　　　　　　　　　D. 唾液腺显像

21. 异位胃黏膜显像时,所用的放射性药物是( )

A. ^{99m}Tc-DTPA　　　　　　　　　　　B. ^{99m}TcO$_4^-$

C. ^{99m}Tc-SC　　　　　　　　　　　　D. ^{99m}Tc-植酸钠

22. 首次异位胃黏膜显像结果为阴性,临床高度怀疑 Meckel 憩室,为避免假阴性采取的措施是( )

A. 应用五肽胃泌素 + 过氯酸钾后再次显像

B. 应用五肽胃泌素 + 阿托品后再次显像

C. 应用五肽胃泌素 + 水合氯醛后再次显像

D. 应用五肽胃泌素 + 胰高血糖素后再次显像

23. 在唾液腺静态显像中,为抑制唾液腺分泌,减少口腔内的放射性,可采用( )

A. 皮下注射阿托品　　　　　　　　　　　B. 口服苯巴比妥

C. 皮下注射五肽胃泌素　　　　　　　　　D. 注射胰高血糖素

24. 唾液腺静态显像,图像采集最佳时间为注射^{99m}TcO$_4^-$后( )

A. 5 ~ 10min　　　　　　　　　　　　　B. 10 ~ 15min

C. 20 ~ 30min　　　　　　　　　　　　D. 45 ~ 60min

25. 唾液腺显像时,病变部位表现为局限性异常放射性浓聚,可见于( )

A. 淋巴乳头状囊腺瘤　　　　　　　　　　B. 混合瘤

C. 囊肿　　　　　　　　　　　　　　　　D. 脓肿

(四) 问答题

1. 简述肝胆动态显像的正常图像。

2. 怎样利用核医学方法鉴别诊断先天性胆道闭锁与新生儿肝炎?

3. 简述异位胃黏膜显像的原理。

4. 简述 Meckel 憩室显像的检查方法及注意事项。

5. 怎样利用核医学方法鉴别诊断肝血管瘤、原发性肝癌及肝囊肿?

(吕学民)

参考答案

（一）名词解释

1. **肝胆动态显像**——静脉注射能够被肝细胞摄取的放射性药物后，通过γ照相机或SPECT在体外观察药物被肝脏摄取、分泌、排出至胆道和肠道的过程，取得一系列肝、胆动态影像，了解肝胆系的形态结构，评价其功能。

2. **胃肠道出血显像**——静脉注射放射性药物后，放射性药物会随血液在出血部位渗出而聚集于胃肠道，当出血量达到一定程度时，通过γ照相机或SPECT显像可以判断出血的部位和范围。

3. **肝血池显像**——静脉注射限制在血循环系统内的放射性药物，当其在血循环系统达到平衡时，肝血池聚集量明显高于邻近组织而显影，可以根据病变区放射性浓聚程度高于、等于或低于周围正常肝组织来鉴别肝内占位性病变的性质。

（二）是非题

1.（×）；2.（√）；3.（√）；4.（√）；5.（×）；6.（√）；7.（√）；8.（√）；9.（√）；10.（×）

（三）选择题

1.（D）；2.（D）；3.（D）；4.（A）；5.（C）；6.（C）；7.（B）；8.（C）；9.（C）；10.（A）；11.（D）；12.（D）；13.（A）；14.（D）；15.（D）；16.（D）；17.（A）；18.（C）；19.（B）；20.（B）；21.（B）；22.（D）；23.（A）；24.（C）；25.（A）

（四）问答题

1. **简述肝胆动态显像的正常图像。**

答：血流灌注相；肝实质相；胆管排泄相；肠道排泄相。

2. **怎样利用核医学方法鉴别诊断先天性胆道闭锁与新生儿肝炎？**

答：放射性药物；观察时间；肠道是否出现放射性；苯巴比妥介入。

3. **简述异位胃黏膜显像的原理。**

答：某些疾病含有异位胃黏膜；具有摄锝功能；通过显像仪器特异性地诊断异位胃黏膜存在。

4. **简述 Meckel 憩室显像的检查方法及注意事项。**

答：病人准备；放射性药物选择及应用；图像采集（仪器；体位；采集方法）；药物介入（条件）。

5. **怎样利用核医学方法鉴别诊断肝血管瘤、原发性肝癌及肝囊肿？**

答：肝胶体显像表现；血流灌注显像表现；血池显像表现（过度充填、充填、不充填）。

第十一章

呼 吸 系 统

【实训】

实训任务一——临床案例:从 1 例患者的临床资料出发,根据临床医生要求完成该患者的呼吸系统核医学显像及处理任务。

1. 临床资料　患者男,48 岁。双侧胸痛、气短、咯血 1 月余,伴右小腿肿胀。查体:呼吸:22 次/分,心率:102 次/分,血压:131/91mmHg。双下肢血管超声:双下肢多发血栓形成。
临床诊断:肺血栓栓塞?

2. 临床医生要求　需明确是否为肺血栓栓塞以及栓塞范围。

3. 请根据临床医生要求,设计核医学显像程序。程序应包括以下项目。

显像项目:_____

_____

患者准备:_____

_____

_____

显像方法(如显像剂选择、显像方法、显像时间、体位、探头类型及位置、计算机中的采集菜单的条件设置、采集时间和显像类型等):_____

_____

_____

_____

_____

_____

_____

_____

_____

_____

后期处理步骤及要点:_____

_____

_____

_____

图像及数据结果:_____

_____

_____

_____

4. 小组讨论不同的核医学显像结果对临床决策可能有哪些方面的影像。

_____

_____

_____

_____

_____

_____

_____

实训任务二——脑力风暴

1. 实训同学分成数个小组,接续上一实训任务,请组内同学扮演患者,分别模拟肺栓塞及老年慢性支气管炎患者;呼吸系统核医学显像的技师也由组内一同学扮演。活动内容:患者向技师提出问题,技师回答,可以用模拟操作的形式。

2. 集体或小组讨论以下技术问题(可以采用小组内问答或教师提问方式):

(1)为何肺灌注显像前患者需要吸氧?

(2)拟行肺血流灌注显像患者,为什么要缓慢静脉注射显像剂?

(3)为何肺灌注显像注射时患者采用平卧位? 什么情况下才使用坐位注射?

(4)采用哪些步骤可以增加放射性气溶胶肺通气显像的成功率?

(5)抽取显像剂^{99m}Tc-MAA 时,应注意哪些细节?

(6)采集图像时,如何才能获得更为清晰的图像?

(7)如果患者检查过程中体位移动,应如何修正图像?

(8)为获得高质量的通气/灌注显像的对比图像,两者的图像采集计数比例应为多少合适?

(9)提供给临床医生的影像结果的讨论(包括通气/灌注显像的不同位置对比图像的要求)。

_____

_____

_____

_____

_____

_____

_____

_____

【学习指导】

一、重点和难点解析

肺灌注显像的原理:使用直径略大于毛细血管直径的放射性核素标记蛋白颗粒,经静脉引入体内后,通过肺循环到达肺毛细血管前动脉和肺泡毛细血管,并随机嵌顿在各处,形成局部肺血流灌注图像。

肺灌注显像剂:^{99m}Tc-MAA 是常用显像剂,为大分子蛋白颗粒,很容易凝集在一起。因此,抽注时要摇匀、稀释,并立即使用。在通过静脉液路注射时,要缓慢推注,若直接穿刺入血时,切记不可回抽血液,以防形成凝集块。特别是在肺血管床破坏严重的患者,如肺心病,一定要缓慢注射,绝不可采用"弹丸"注射方式,以免引起急性肺动脉压增高造成意外。

肺通气显像剂:国内临床常用显像剂有^{99m}Tc-DTPA、锝气体等。两者均为放射性气溶胶,由于吸入体内后,无法完全按照惰性气体机制呼出体外,因此,不能用于评价气道的洗出(清除)功能状态。

肺通气和肺灌注显像的非匹配性节段缺损、节段性缺损的数目和大小成为诊断肺栓塞的重要依据。

二、习 题

(一)名词解释

1. 肺灌注显像

2. 匹配

3. 不匹配

4. 节段性缺损

5. V/Q scan

（二）**是非题**（正确的描述请打钩,错误的请打叉）

1. 肺灌注显像注射药物时通常采用坐位。 （   ）

2. 静脉注射^{99m}Tc-MAA 时,应采用"弹丸"式注射,同时,要避免回抽血液再注入。（   ）

3. 肺栓塞时,肺灌注显像的稀疏缺损区域比同期相应部位的 X 线平片病变范围小。（   ）

4. 严重的肺动脉高压患者不可以行肺灌注显像检查。 （   ）

5. 肺灌注显像时常规取平卧位。 （   ）

6. 若同日行肺通气/灌注显像,应按照先灌注后通气的顺序进行。 （   ）

7. 肺灌注显像完全正常,可以排除有临床意义的肺栓塞。 （   ）

8. COPD 的典型表现是肺灌注显像与通气显像不匹配。 （   ）

9. 肺栓塞的典型表现是肺灌注显像与通气显像呈匹配性改变。 （   ）

10. 肺通气显像检查前患者无须特殊准备。 （   ）

（三）**选择题**

1. **肺灌注显像时不正确的方法是（   ）**

A. 静脉注射前吸氧 10 分钟

B. 注射时取坐位

C. 注射时避免回抽血液

D. 一次静脉注射的放射性颗粒数目在 20 万 ~70 万之间

2. **肺灌注显像的原理是以下哪种机制（   ）**

A. 化学吸附   B. 微血管栓塞

C. 特异性结合   D. 弥散作用

3. **下列哪项不是肺灌注显像的适应证（   ）**

A. 肺部疾病（如 COPD、ARDS）

B. 原因不明的肺动脉高压或右心负荷增加

C. 严重的肺动脉高压及肺血管床极度损害者

D. 肺动脉血栓栓塞的早期诊断

4. **下列哪种疾病的肺灌注/通气显像不匹配（   ）**

A. 肺大疱   B. 肺栓塞

C. 肺结核   D. 肺纤维化

5. **肺灌注显像中的热点是指（   ）**

A. 气流异常   B. 灌注缺损

C. 药物颗粒大小异常   D. 受检者体位异常

6. **诊断肺栓塞的可靠依据是（   ）**

A. 肺灌注显像见放射性稀疏缺损,肺通气显像正常

B. 肺灌注显像与肺通气显像放射性分布匹配性异常

C. 肺灌注显像正常,肺通气显像可见放射性稀疏缺损

D. 肺灌注显像与肺通气显像均正常

7. **肺毛细血管的直径为（   ）**

A. 1 ~40μm   B. 7 ~9μm

C. 10 ~60μm   D. 0 ~30μm

8. 大颗粒聚合人血清蛋白 MAA 的直径为( )

A. $7 \sim 9 \mu m$

B. $10 \sim 90 \mu m$

C. $1 \sim 5 \mu m$

D. $30 \sim 40 \mu m$

9. 肺栓塞时,肺灌注显像的稀疏缺损区域与相应部位同期 X 线平片病变范围相比( )

A. 小

B. 明显大

C. 明显小

D. 相仿

10. 肺灌注显像的显像剂为( )

A. $^{99m}Tc\text{-MDP}$

B. $^{99m}Tc\text{-MAA}$

C. $^{99m}Tc\text{-DTPA}$

D. $^{99m}Tc\text{-MIBI}$

11. 肺通气显像的显像剂为( )

A. $^{99m}Tc\text{-MIBI}$

B. $^{99m}Tc\text{-MAA}$

C. $^{99m}Tc\text{-HAM}$

D. $^{99m}Tc\text{-DTPA}$

12. 肺通气/灌注显像匹配提示( )

A. COPD

B. 原发性肺动脉高压

C. 肺动脉栓塞

D. 肺静脉栓塞

13. 肺通气显像的显像剂为( )

A. $^{99m}Tc\text{-MIBI}$

B. $^{99m}Tc\text{-MAA}$

C. $^{99m}Tc\text{-HAM}$

D. 锝气体

14. 肺灌注显像的显像剂分布缺损特征是( )

A. 节段性缺损

B. 非节段性缺损

C. 圆形缺损

D. 不规则缺损

15. 双肺各分为几个肺段( )

A. 右肺 12 个肺段,左肺 8 个肺段

B. 右肺 10 个肺段,左肺 8 个肺段或 10 个肺段

C. 右肺 8 个肺段,左肺 12 个肺段

D. 右肺 8 个肺段或 10 个肺段,左肺 10 个肺段

16. 目前诊断肺栓塞的金标准是( )

A. 肺动脉造影

B. V/Q Scan

C. CT

D. X 线胸片

17. 肺灌注显像前,患者应做哪项准备( )

A. 吸氧 10 分钟

B. 饮水 500ml

C. 缓慢运动 10 分钟

D. 静坐 10 分钟

(四) 问答题

1. 肺灌注显像有哪些主要适应证?

2. 简述肺灌注显像的操作流程。

3. 简述肺灌注显像异常图像的类型及其临床意义。

(赵德善)

参 考 答 案

（一）名词解释

1. **肺灌注显像**——是指静脉注射大于毛细血管直径的放射性蛋白颗粒后，颗粒随血液循环进入右心房和右心室，并最终到达肺毛细血管前动脉和肺泡毛细血管，随机嵌顿在各处，形成局部肺血流灌注图像。

2. **匹配**——是指肺通气和灌注影像中的显像剂分布缺损范围相同，表明该部位已经丧失了肺组织的正常通气功能，常见于胸腔积液、肺部感染、肿瘤、COPD 等病变。

3. **不匹配**——是指肺灌注图像中出现显像剂分布缺损区，而通气影像中的对应部位显像剂分布正常或缺损范围小于灌注影像区域，常见于肺栓塞。

4. **节段性缺损**——是指血栓堵塞肺动脉或其分支后，阻塞部位远端血流中断，在肺灌注图像中表现为树枝样分布的节段性显像剂分布缺损区，常呈楔形。

5. **V/Q scan**——是指肺灌注显像与肺通气显像的图像结果对比分析，用于肺通气和肺血流灌注功能的综合评价，目前主要用于肺栓塞的诊断。

（二）是非题

1. (×);2. (×);3. (×);4. (√);5. (√);6. (×);7. (√);8. (×);9. (×);10. (×)

（三）选择题

1. (B);2. (B);3. (C);4. (B);5. (B);6. (A);7. (B);8. (B);9. (B);10. (B);11. (B);12. (A);13. (D);14. (A);15. (B);16. (A);17. (A)

（四）问答题

1. **肺灌注显像有哪些主要适应证？**

答:(1)结合肺通气显像诊断肺栓塞。

(2)评价肺栓塞的治疗疗效。

(3)评价肺血管和肺血流状况。

2. **简述肺灌注显像的操作流程。**

答:(1)患者吸氧 10 分钟。

(2)静脉缓慢注射显像剂。

(3)图像采集:八体位平面采集,断层 + 肺部 CT。

(4)图像处理:按采集顺序排列图像,处理断层图像及与 CT 图像进行图像融合。

3. **简述肺灌注显像异常图像的类型及其临床意义。**

答:(1)局限性显像剂分布稀疏或缺损:多见于肺栓塞,也可见于先天性肺动脉异常、肿瘤压迫和主动脉炎综合征导致的肺动脉受累等病症。

(2)弥散性显像剂分布稀疏或缺损:多见于慢性阻塞性肺病。

(3)显像剂分布逆转:多见于肺源性心脏病及二尖瓣狭窄引起的肺动脉高压。

第十二章

骨 骼 系 统

【实训】

实训任务一——临床案例:从 1 例患者的临床资料出发,根据临床医生要求完成该患者的骨骼系统核医学显像及处理任务。

1. 临床资料　患者男,81 岁。因尿急、尿频数月就诊。超声检查提示:前列腺肥大,前列腺外腺区可见一低回声结节,大小约为 16mm×14mm,形态欠规整,边界不清晰,血运较丰富。肿瘤标记物检测 TPSA:42.6ng/ml。临床初步诊断为前列腺癌。

2. 临床医生要求　了解有无前列腺癌骨转移。

3. 请根据临床医生要求,设计核医学显像程序。程序应包括以下项目。

显像项目:_____

_____

患者准备:_____

_____

_____

_____

显像方法(显像剂选择、注射显像剂方式、显像时间、体位、探头类型及位置、计算机中的采集菜单的条件设置、采集时间和显像类型的灵活应用):_____

_____

_____

_____

_____

_____

_____

后期处理步骤及要点:_____

_____

打印图像及数据结果存储:＿＿＿＿＿＿＿＿＿＿＿＿＿＿＿＿＿＿＿＿＿＿＿＿

4. 小组讨论不同的核医学显像结果对临床决策可能有哪些方面的影响。

实训任务二——脑力风暴

1. 实训同学分成数个小组,接续上一实训任务,请组内同学扮演患者,分别模拟前列腺癌骨转移患者、股骨头缺血性坏死患者;核医学显像的技师也由组内一同学扮演。活动内容:患者向技师提出问题,技师回答,可以用模拟操作的形式。

2. 集体或小组讨论以下技术问题(可以采用小组内问答或教师提问方式):

(1)患者为何需要在注射显像剂后饮水 500～1000ml?

(2)通常在注射显像剂后多长时间进行图像采集? 为什么? 应注意哪些影响因素?

(3)为何患者需要在上机显像前排空膀胱?

(4)行骨三项检查患者为何需要弹丸式注射?

(5)对于疼痛剧烈、骨折或长期卧床患者在检查前及上机检查过程中有何注意事项?

(6)患者在检查床上采用何种体位?

(7) SPECT 探头应该位于什么位置? 如果设定患者在检查床上的位置?

（8）全身骨显像通常采集（进床）的速度为多少？应考虑哪些因素？

（9）如果患者衣物上有尿液污染或在检查中小便失禁，如何应对？

（10）儿童患者行此项检查时有何特殊注意事项？

（11）在患者显像过程中，技师应注意观察哪些事项？

（12）在哪些情况下应加做局部显像或断层显像？针对不同情况，应具体采用哪些体位？

（13）为确保图像质量，在后处理过程中有哪些注意事项？

（14）提供给临床医生的影像结果讨论（包括：阴性结果、阳性结果、正常生理变异、伪影鉴别、特殊影像改变）。

_____

_____

_____

_____

_____

_____

_____

_____

_____

_____

_____

_____

_____

【学习指导】

一、重点和难点解析

核素骨显像的原理是通过静脉注射的方式将放射性核素标记的亲骨性显像剂引入体内，在体内该类显像剂可以与骨组织内的无机盐或（和）有机质紧密结合，在体外通过核医学成像仪器显示显像剂在骨骼系统内的分布，获得骨骼系统的影像。

骨组织中显像剂分布的多少主要与骨的代谢活性、局部血流灌注量以及交感神经的功能状态密切相关。

放射性核素骨显像是临床影像核医学的主要工作内容之一，应熟练掌握核素骨显像的适应证，灵活制定最佳的显像方案。

注射显像剂后，要求受检患者多饮水，目的是使未被骨骼摄取的、分布在血液和软组织中的显像剂随尿液排出体外，避免软组织放射性分布对图像的影响，从而达到"水落石出"的效果，使骨骼显影更加清晰。

骨破坏或创伤的部位通常要经历骨的修复过程,在此过程中该部位的血流灌注量及骨的代谢活跃程度增加,导致^{99m}Tc-MDP在该部位的积聚增加,使其呈现放射性分布的增强或浓聚;凡是能够导致骨骼组织血供减少的疾病或溶骨性病变,均可呈现病变部位放射性分布稀疏或缺损,即所谓的"冷区"。

动态骨显像(bone dynamic imaging)通常又称为骨三相显像,其显像的基本原理同于静态骨显像,两者只是在显像的方法学上存在不同之处。骨三相显像是在静脉注射显像剂后不同时间进行显像,分别获得血流、血池及延迟骨显像的资料,对于疾病的鉴别诊断和估计病程的时间有很大的提示作用。

BMD检测的基本原理是:通过测定各种放射源释放的γ射线或X射线穿透人体(骨骼)后所剩的射线和被吸收的射线多少,计算出骨矿物质的含量,即骨密度。双能量X线吸收法(dual energy X-ray absorptiometry,DEXA或DXA),是目前临床最常用的方法。

二、习　　题

(一) 名词解释

1. 超级骨显像

2. 闪烁现象

3. 双轨征

4. 骨三相显像

(二) 是非题(正确的描述请打钩,错误的请打叉)

1. ^{99m}Tc-MDP能够通过化学吸附和离子交换的方式与羟基磷灰石晶体表面紧密结合。　　　　　　　　　　　　　　　　　　　　　　　　　　　　　　(　　)

2. 当局部骨组织代谢更新旺盛、血灌注量增加、成骨细胞活跃或新骨形成时,可较正常骨组织聚集更多的显像剂。　　　　　　　　　　　　　　　　　　　　(　　)

3. 放射性核素骨显像是诊断原发性骨肿瘤的首选方法。　　　　　　　(　　)

4. 成年人在注射显像剂后2小时内饮水应达到200~300ml。　　　　(　　)

5. 患者上机检查前应去除体表的金属物品,以免产生衰减伪影。　　(　　)

6. 行全身骨显像,SPECT通常配备针孔型准直器。　　　　　　　　(　　)

7. 怀疑显像剂或尿液污染衣物时,可去除衣物后进行局部平面显像。(　　)

8. 甲旁减的患者,全身骨显像通常呈"超级骨显像"影像改变。　　(　　)

9. 恶性肿瘤骨转移的典型影像特征是多发的、无规则的放射性核素稀疏或缺损区。(　　)

10. 骨三项显像可用于急性骨髓炎与蜂窝织炎的鉴别诊断。　　　　(　　)

(三) 选择题

1. 成人骨大约由1/3的有机质和2/3的无机质构成,有机质的主要成分是骨胶原,无机质的主要成分是什么(　　)

A. 骨胶纤维　　　　　　　　　　　　　B. 骨细胞

C. 羟基磷灰石晶体　　　　　　　　　　D. 骨小梁

2. 常用的骨显像剂是什么(　　)

A. ^{99m}Tc-MDP　　　　　　　　　　　B. ^{99m}Tc-RBC

C. ^{99m}Tc-MIBI　　　　　　　　　　　D. ^{99m}Tc-DTPA

3. ^{99m}Tc-MDP 骨显像常用的剂量是多少（　　）

A. 74～185MBq

B. 185～370MBq

C. 555～1110MBq

D. 大于 1110MBq

4. 骨显像剂^{99m}Tc-MDP 主要经下列哪个脏器或组织排出（　　）

A. 肝脏

B. 肾脏

C. 皮肤

D. 黏膜

5. 注射骨显像剂后,应嘱患者饮水多少为宜（　　）

A. 200～300ml

B. 300～500ml

C. 500～1000ml

D. 2000～5000ml

6. ^{99m}Tc-MDP 骨显像的主要机制是什么（　　）

A. 通透弥散

B. 化学吸附、离子交换

C. 特异性结合

D. 主动摄取

7. 缺血性骨坏死的骨显像表现中,下列哪项是正确的（　　）

A. 新的骨梗死表现为放射性摄取增强

B. 新的骨梗死表现为放射性缺损区

C. 骨梗死愈合期放射性缺损

D. 骨梗死发生时,局部放射性摄取增强,随后放射性稀疏

8. 病灶内成骨细胞活跃时,骨显像主要表现为（　　）

A. 病灶^{99m}Tc-MDP 分布增强

B. 病灶^{99m}Tc-MDP 分布正常

C. 病灶^{99m}Tc-MDP 分布减少

D. 病灶无^{99m}Tc-MDP 分布

9. 溶骨性病灶,骨显像主要表现为（　　）

A. 病灶^{99m}Tc-MDP 分布增强

B. 病灶^{99m}Tc-MDP 分布正常

C. 病灶^{99m}Tc-MDP 分布减少

D. 病灶^{99m}Tc-MDP 异常浓聚

10. 下列哪项不是全身骨显像适应证（　　）

A. 有恶性肿瘤病史,早期寻找骨转移灶,治疗后随诊

B. 诊断缺血性股骨头坏死

C. 临床可疑代谢性骨病

D. 确定骨密度

11. 骨显像时,为局部特殊体位像的是（　　）

A. 断层骨显像

B. 双臂抬高胸部后位像

C. 平面骨显像

D. 前位骨显像

12. 当膀胱影遮盖了耻骨,特别是可疑耻骨有病变时,需做（　　）

A. 下胸椎和腰椎后斜位像

B. TOD(tail on the detector,坐位图像,尾骨对探头采集)位像

C. 胸部前斜位像

D. 双臂抬高胸部后位像

13. 当常规骨显像发现胸骨和胸椎病变难以分辨或胸廓外缘有放射性异常浓聚时,需做（　　）

A. TOD(tail on the detector)位像

B. 下胸椎和腰椎后斜位像

C. 胸部前斜位像　　　　　　　　　　　　D. 双臂抬高胸部后位像

14. 当常规骨显像不能辨别病灶来自肩胛骨或肋骨时,需做(　　)

A. TOD(tail on the detector)位像　　　B. 下胸椎和腰椎后斜位像

C. 胸部前斜位像　　　　　　　　　　　　D. 双臂抬高胸部后位像

15. 如果肘窝显像剂注射部位有较多的放射性滞留,骨显像全身数据采集时,局部应如何处理(　　)

A. 用衣服覆盖　　　　　　　　　　　　　B. 用床单覆盖

C. 用铅板屏蔽注射部位　　　　　　　　　D. 用有机玻璃屏蔽

16. 骨显像的图像分析中,可见多种正常变异,下列哪项不是(　　)

A. 单侧股骨放射性浓聚灶　　　　　　　　B. 胸骨影呈多样性

C. 肋软骨钙化和甲状软骨钙化　　　　　　D. "热髌骨征"

17. Paget 病又称为(　　)

A. 骨髓炎　　　　　　　　　　　　　　　B. 畸形性骨炎

C. 骨转移瘤　　　　　　　　　　　　　　D. 原发性骨肿瘤

18. 下列哪种病变一般不出现异常的放射性浓聚或增高区(　　)

A. 畸形性骨炎　　　　　　　　　　　　　B. 骨转移瘤

C. 骨折　　　　　　　　　　　　　　　　D. 骨囊肿

19. 下列哪种病变骨显像容易产生异常放射性稀疏或缺损区(　　)

A. 畸形性骨炎　　　　　　　　　　　　　B. 原发性骨肿瘤

C. 甲状旁腺功能亢进征　　　　　　　　　D. 多发性骨髓瘤

20. 全身骨显像时,左上腹部可见移动放射性缺损或减低影,询问病史时应注意(　　)

A. 有无左侧肋骨外伤史　　　　　　　　　B. 近期是否做过消化道钡造影

C. 有无心肌梗死病史　　　　　　　　　　D. 有无胃溃疡病史

21. 全身骨显像时,前位像第 4～5 腰椎水平可见规则的放射性分布减低区,后位像相应部位放射性分布均匀,最有可能的原因是什么(　　)

A. 骨囊肿　　　　　　　　　　　　　　　B. 多发性骨髓瘤

C. 金属异物所致　　　　　　　　　　　　D. 畸形性骨炎

22. 髂骨或腰椎近期作过骨髓穿刺,在骨显像时,可能会出现(　　)

A. 局灶性放射性增高　　　　　　　　　　B. 局部放射性减低

C. 局部放射性缺损　　　　　　　　　　　D. 局部放射性分布无明显变化

23. 怀疑前列腺癌并伴有骨痛时,首选的检查是(　　)

A. ^{18}F-FDG-PET 全身显像　　　　　　　B. MRI 全身显像

C. CT 全身扫描　　　　　　　　　　　　D. SPECT 全身骨显像

24. 骨显像图像上出现骨外高强度放射分布区时,应首先排除(　　)

A. 肿瘤骨转移

B. 原发性骨肿瘤

C. 显像剂污染或注射部位显像剂渗漏

D. 甲状旁腺功能亢进

25. 骨显像时,如果怀疑有尿液污染衣物,最理想的处理是(　　)

A. 用铅皮遮盖 　　　　　　　　B. 应更换衣服,加做局部平面显像

C. 更换采集体位 　　　　　　　D. 加做局部断层显像

26. 临床诊断原发性骨肿瘤的患者,行全身骨扫描的价值是(　　　)

A. 原发性骨肿瘤与骨转移瘤的鉴别

B. 原发性骨肿瘤的诊断

C. 了解原发性骨肿瘤多骨病变的部位是否有肺,软组织和骨转移等

D. 原发性骨肿瘤与骨髓炎的鉴别

27. 患者骨显像前准备中,可以不考虑的是(　　　)

A. 检查前 24 小时内不做消化道造影

B. 注射显像剂后饮水 500 ~ 1000ml 水

C. 注射显像剂后 30 ~ 60 分钟内,必须喝牛奶或吃油煎鸡蛋

D. 显像前摘除身上金属物品和(或)假乳房

28. 代谢性骨病包括很多种疾病,其中下列哪项除外(　　　)

A. 原发性甲状旁腺功能亢进 　　　B. 外伤性骨折

C. 肾性骨营养不良 　　　　　　　D. 骨质疏松症

29. 肿瘤病骨转移的主要途径是(　　　)

A. 直接蔓延 　　　　　　　　　　B. 血行转移

C. 种植转移 　　　　　　　　　　D. 淋巴转移

30. 男童,10 岁。左小腿近踝关节部位(胫骨远端)疼痛伴高热 3 天,近期有上呼吸道感染病史,否认外伤史,胫骨 X 线检查未见明显异常。可首先考虑做下列哪项核素检查(　　　)

A. 全身骨显像 　　　　　　　　　B. 局部血流灌注显像

C. 局部骨断层显像 　　　　　　　D. 局部骨三相

(四) 问答题

1. 放射性核素骨显像的原理是什么? 影响显像剂在骨骼内分布的因素有哪些?

2. 放射性核素骨显像检查注意事项及失误防范有哪些?

（张　欣）

参 考 答 案

(一) 名词解释

1. **超级骨显像**——某些累及全身的骨代谢性病变(如原发性或继发性甲状旁腺功能亢进和骨软化症等),呈现显像剂在全身骨骼积聚异常增高(骨/软组织、骨/血液比值增高),被称为超级骨显像或过度显像,有时全身骨弥漫性骨转移亦可见到类似于超级骨显像的征象。

2. **闪烁现象**——骨转移癌治疗(化疗、放疗或核素内照射治疗)随访观察中,有时在治疗后 2 ~ 3 个月内,复查骨显像时发现原有病灶部位显像剂摄取增多,而临床症状却有好转,这种特殊表现被称为"闪烁现象",其原因可能系治疗后短期病灶部位新生骨代谢增强、局部血流灌注量增加所致。

3. **双轨征**——肥大性肺性骨关节病(简称肺性骨病),骨显像时显示为长骨的两侧缘

（骨皮质）呈纵向条索状放射性分布增强或浓聚,称之为"双轨"征;通常以累及下肢骨为主,伴有周围关节放射性摄取增加,也可见于前臂长骨。

　　4. 骨三相显像——在静脉"弹丸"注射显像剂后不同时间进行显像,分别获得血流、血池及延迟骨显像的资料;血流灌注相能够显示较大血管的位置、形态、走向以及血管的充盈状态和通畅情况,血池相反映的是软组织的血液分布,延迟相则主要反映骨骼的代谢活跃程度,对于疾病的鉴别诊断和估计病程的时间有很大的提示作用。

　　（二）是非题

　　1.（√）;2.（√）;3.（×）;4.（√）;5.（√）;6.（×）;7.（√）;8.（×）;9.（×）;10.（√）

　　（三）选择题

　　1.（C）;2.（A）;3.（C）;4.（B）;5.（C）;6.（B）;7.（B）;8.（A）;9.（C）;10.（D）;11.（B）;12.（B）;13.（C）;14.（D）;15.（C）;16.（A）;17.（B）;18.（D）;19.（D）;20.（B）;21.（C）;22.（A）;23.（D）;24.（C）;25.（B）26.（C）;27.（C）;28.（B）;29.（B）;30.（D）

　　（四）问答题

　　1. 放射性核素骨显像的原理是什么？ 影响显像剂在骨骼内分布的因素有哪些？

　　答:化学吸附和离子交换。

　　骨组织中显像剂分布的多少主要与骨的代谢活性、局部血流灌注量以及交感神经的功能状态密切相关。

　　2. 放射性核素骨显像检查注意事项及失误防范有哪些？

　　答:(1)近期使用钡剂者,病人需将钡剂排出后再约检查。

　　(2)如患者病情可能影响显像质量或在检查过程中可能存在危险时,应及时与当班医生沟通,采取积极的预防措施。例如:各种原因导致不能平卧的患者、强迫体位的患者、搬动困难或搬动过程中有危险的患者(椎体骨折、下肢骨折长期卧床或存在下肢深静脉血栓的患者)、尿失禁的患者等。

　　(3)对于注射点的选择,应注意远离患病部位或在健侧肢体注射。

　　(4)注射显像剂后,要详细告知患者检查前的准备及注意事项,如饮水、排尿注意污染、患者镇痛、小儿镇静等。

　　(5)对于排尿困难或因病不能排空膀胱者,如诊断需要,条件许可,可在显像前给患者导尿。

　　(6)对于肾脏功能严重受损或严重水肿的患者,在条件允许的情况下,可适当推迟显像时间,以期提高骨和软组织的对比度。

　　(7)患者上机检查前应去除体表及衣物中的金属物品,乳腺癌术后患者应提示摘除义乳。

　　(8)采集过程中应注意是否有显像剂外漏和尿液污染;也应随时注意患者是否有肢体移动或其他不适症状。

　　(9)对于因各种原因导致全身显像无法清晰显示的病灶,应加做局部显像或断层显像,以清晰显示病灶局部的解剖结构和放射性分布。

　　(10)儿童的生理反应特殊,对物理、药理、心理刺激反应不同于成人,个体变化较大,因此在显像过程中对上述因素应加以考虑。

第十三章

造血与淋巴系统

【实训】

实训任务一——临床案例:从 1 例患者的临床资料出发,根据临床医生要求完成该患者的核医学显像及处理任务。

1. 临床资料　患者女,41 岁。因右侧乳腺外上象限 2cm×3cm 肿块。B 超提示:右侧乳腺外上象限实行肿块,右侧腋窝淋巴结肿大。病理活检提示:右侧乳腺导管腺癌(中高分化);患者要求保乳手术。

2. 临床医生要求　了解乳腺癌淋巴结转移情况,是否适合做保乳手术。

3. 请根据临床医生要求,设计核医学显像程序。程序应包括以下项目。

显像项目:＿＿＿＿＿＿＿＿＿＿＿＿＿＿＿＿＿＿＿＿＿＿＿＿＿＿＿＿＿＿＿＿＿＿＿＿＿＿

＿＿

显像方法(显像剂选择、注射部位、显像时间、体位、探头类型及位置、计算机中的采集菜单的条件设置、采集时间和显像类型的灵活应用):＿＿＿＿＿＿＿＿＿＿＿＿＿＿＿＿＿＿＿

＿＿

＿＿

＿＿

＿＿

＿＿

＿＿

后期处理步骤及要点:＿＿＿＿＿＿＿＿＿＿＿＿＿＿＿＿＿＿＿＿＿＿＿＿＿＿＿＿＿＿＿＿＿

＿＿

＿＿

＿＿

＿＿

图像及数据结果：_____

4. 小组讨论不同的核医学显像结果对临床决策可能有哪些方面的影响。

实训任务二——脑力风暴

1. 实训同学分成数个小组,接续实训任务一,请组内同学扮演患者,分别模拟乳腺癌术前评估患者及乳腺癌术后患肢水肿患者;核医学显像技师也由组内一同学扮演。活动内容:患者向技师提出问题,技师回答,可以用模拟操作的形式。

2. 集体或小组讨论以下技术问题(可以采用小组内问答或教师提问方式):

(1)两位患者注射部位有什么不同?

(2)显像剂注射后应嘱患者做何运动?

(3)为何需要组织间隙注射?

(4)注射显像剂时应注意什么问题? 为何要回抽针芯?

(5)显像剂注射后采用何种探头进行显像,应摆何种体位,为什么?

(6)显像过程中是否需要局部铅屏蔽? 说明原因。

(7)正常淋巴结分布表现应该是什么样的?

(8)如何判断前哨淋巴结显影阳性?

(9)如何判断淋巴路回流障碍?

(10)提供给临床医生的影像结果的讨论应包括哪些要素及要求(包括患者及显像基本信息、影像表现、指导意见等)。

_____

_____

_____

_____

_____

_____

_____

_____

【学习指导】

一、重点和难点解析

骨髓显像是利用单核吞噬细胞吞噬放射性胶体活性强弱间接反映红骨髓造血功能的，并非直接作用。

骨髓显像依据不同年龄阶段红、黄骨髓转换其显像结果不同。

骨髓显像程度分为 5 级,2 级为正常骨髓影像。

淋巴显像注射部位为组织间隙，非血管内；显像剂为大分子或胶体物质，即不能透过毛细血管壁进入血管内，仅能经淋巴路循环清除。

前哨淋巴结显像是一种特殊的淋巴显像方式,目的是找到肿瘤引流第一站淋巴结并明确是否有转移,指导手术及分期。

异常淋巴显像特点主要包括淋巴引流通路、淋巴结形态、浓聚程度及显影时间等的异常。

二、习　题

（一）名词解释

1. 骨髓显像

2. 前哨淋巴结显像

3. 淋巴显像

4. 灶 I 型再障

（二）是非题（正确的描述请打钩,错误的请打叉）

1. 放射性胶体骨髓显像能够直接反映骨髓细胞活性。　　　　　　　　　　　（　　）

2. 临床轻型再障骨髓显像可显示为正常影像。　　　　　　　　　　　　　　（　　）

3. 慢性再障患者骨髓显像常表现为灶 I 型。　　　　　　　　　　　　　　　（　　）

4. 淋巴显像显像剂注入方式为皮下注射。　　　　　　　　　　　　　　　　（　　）

5. 前哨淋巴结显像可以指导术前、术中淋巴结活检。　　　　　　　　　　　（　　）

6. 前哨淋巴结显像注射点通常选择在肿瘤对侧肢体部位。　　　　　　　　　（　　）

7. 慢性白血病随病情进展骨髓显像部分可出现肝脾肿大表现。 （ ）

8. 淋巴显像于肢体远端投药时,患者肢体应做主动运动,有助于放射性药物的淋巴回流。 （ ）

（三）选择题

1. **骨髓显像常用的药物为（ ）**

A. ^{99m}Tc- MDP

B. ^{99m}Tc- 胶体

C. $^{99m}TcO_4$

D. ^{99m}Tc- MIBI

2. **再障患者骨髓显像示全身骨髓不显影,活性水平0级,仅见肝脾影为（ ）**

A. 抑制型

B. 灶Ⅰ型

C. 荒芜型

D. 灶Ⅱ型

3. **骨髓显像剂的摄取机制是（ ）**

A. 被动转运

B. 主动运输

C. 吞噬作用

D. 离子交换

4. **正常情况下,骨髓^{18}F- FDG 摄取比肝脏（ ）**

A. 略低

B. 略高

C. 相近

D. 无法比较

5. **正常成人骨髓全身显像,显像剂主要浓聚在（ ）**

A. 黄骨髓

B. 红骨髓

C. 四肢长骨

D. 干骺端

6. **正常婴幼儿骨髓全身显像特点是（ ）**

A. 中央骨显影

B. 四肢骨显影

C. 胫骨、腓骨、尺骨、桡骨不显影

D. A + B

7. **在外周骨髓腔内出现节段性、灶性放射性异常浓聚区,常见于双侧胫骨干中段、双侧股骨干中段,分布对称,状如镜像,界限清晰,这种骨髓显像属于（ ）**

A. 再障荒芜型

B. 再障灶Ⅱ型

C. 再障灶Ⅰ型

D. 再障抑制型

8. **判断骨髓细胞存活及功能活性最好的影像学检查方法是（ ）**

A. CT 增强

B. MRI

C. 骨髓穿刺

D. 骨髓显像

9. **关于放射性胶体骨髓显像正确的是（ ）**

A. 直接反映骨髓细胞存活状态

B. 间接反映骨髓活性

C. 能够明确诊断各种血液系统疾病类型

D. 不能用于婴幼儿

10. **不属于白血病患者骨髓显像表现的为（ ）**

A. 中心骨髓显影明显降低,外周骨髓显影明显增强

B. 部分肝脾肿大

C. 中心骨髓显影明显增强,外周骨髓显影明显降低

D. 外周骨髓的扩张多见于膝关节、股骨和胫骨等部位

11. **淋巴显像显像剂注入体内的方式为（ ）**

A. 静脉注射

B. 肌内注射

C. 皮下注射 D. 口服

12. 前哨淋巴结显像错误的是( )

A. 用于明确前哨淋巴结的部位和数目

B. 指导恶性肿瘤手术区域淋巴结的清扫方式

C. 在手术区域附近注射显像剂

D. 不能进行肿瘤分期

13. 腹膜后淋巴结呈( )

A. 倒八形 B. 正八形

C. 倒 Y 形 D. 一字形

14. 乳腺癌术后患者出现单侧肢体明显水肿,可用何种检查明确原因( )

A. 软组织活检 B. 淋巴显像

C. 骨髓穿刺 D. 全身骨扫描

15. 淋巴显像进针后注药前回抽针芯的目的是( )

A. 防止药物注入血管 B. 防止药物注入神经

C. 确认针头位于血管内 D. 防止注射药物种类错误

(四)问答题

1. 再生障碍性贫血骨髓显像表现有哪几个类型?

2. 淋巴显像几种异常图像的特点是什么?

(王 辉)

参 考 答 案

(一)名词解释

1. **骨髓显像**——放射性胶体静脉注入体内后被骨髓间质中的单核吞噬细胞吞噬而沉积于造血骨髓中,并发出射线,在体外利用 SPECT 对单核吞噬细胞的分布和吞噬活性进行检测的显像方式称为骨髓显像。

2. **前哨淋巴结显像**——是在恶性肿瘤手术前 3 小时左右注射放射性药物,利用特制的 γ 探头在术中对手术部位放射性最高的区域进行探测和定位以寻找前哨淋巴结制定合理手术计划的一种显像方式。

3. **淋巴显像**——在组织间隙内注入放射性标记的大分子或胶体物质,不能透过毛细血管基底膜而主要经毛细淋巴管吸收,并在向心性引流过程中部分被淋巴结窦内皮细胞所摄取,部分随淋巴液归入体循环,最后被肝、脾单核吞噬细胞系统清除,利用 SPECT 可显示各级引流淋巴结(链)的分布、形态、相互关系及淋巴引流功能状态,以此对淋巴系统疾病进行辅助诊断。

4. **灶Ⅰ型再障**——全身骨髓活性受到不同程度抑制,中心骨髓中出现界限明显的岛状显影灶,灶内放射性分布明显高于周围骨髓组织,常见于慢性再障。

(二)是非题

1. (×);2. (√);3. (√);4. (√);5. (√);6. (×);7. (√);8. (√)

(三)选择题

1. (B);2. (C);3. (C);4. (A);5. (B);6. (B);7. (B);8. (D);9. (B);10. (C);11. (C);

12.（D）;13.（C）;14.（B）;15.（A）

（四）问答题

1. 再生障碍性贫血骨髓显像表现有哪几个类型?

答:荒芜型——骨髓造血功能弥漫性重度受抑;

抑制型——骨髓活性水平 1 级;

灶 I 型——骨髓不同程度抑制(中心骨髓灶性浓聚);

灶 II 型——外周骨髓腔灶性放射性异常浓聚区;

正常型——临床轻型再障,可表现为基本正常。

2. 淋巴显像几种异常图像的特点是什么?

答:(1)显影明显延迟,2 ~ 4 小时仍不见清晰完整的淋巴结显影;

(2)双侧淋巴结明显不对称,尤其是明显增大的淋巴结其放射性增强;

(3)主要淋巴结缺失或多处淋巴结明显稀疏或缺损;

(4)淋巴结链中断,伴远端淋巴滞留;

(5)异常引流途径致不应显示的淋巴结显像或明显侧支淋巴通路;

(6)皮下放射性药物反流或明显淋巴管扩张;

(7)4 ~ 6 小时后仍不见肝显影。

凡具有上述 2 ~ 3 项表现者提示有淋巴结病变。

第十四章 ◀◀◀ ···

泌 尿 系 统

【实训】

实训任务一——临床案例:从 1 例患者的临床资料出发,根据临床医生要求完成该患者的泌尿系统核医学显像及处理任务。

1. 临床资料　患者男,42 岁。因肾绞痛、血尿数小时就诊。B 超提示:左肾重度积水,左肾结石,左侧输尿管扩张;右肾轻度积水。尿常规提示:尿白细胞(+ +)、红细胞(+ + +)。

2. 临床医生要求　了解左肾功能及尿路梗阻情况。

3. 请根据临床医生要求,设计核医学显像程序。程序应包括以下项目。

显像项目:＿＿＿＿＿＿＿＿＿＿＿＿＿＿＿＿＿＿＿＿＿＿＿＿＿＿＿＿＿＿＿

＿＿＿＿＿＿＿＿＿＿＿＿＿＿＿＿＿＿＿＿＿＿＿＿＿＿＿＿＿＿＿＿＿＿＿＿＿

患者准备:＿＿＿＿＿＿＿＿＿＿＿＿＿＿＿＿＿＿＿＿＿＿＿＿＿＿＿＿＿＿＿

＿＿＿＿＿＿＿＿＿＿＿＿＿＿＿＿＿＿＿＿＿＿＿＿＿＿＿＿＿＿＿＿＿＿＿＿＿

＿＿＿＿＿＿＿＿＿＿＿＿＿＿＿＿＿＿＿＿＿＿＿＿＿＿＿＿＿＿＿＿＿＿＿＿＿

＿＿＿＿＿＿＿＿＿＿＿＿＿＿＿＿＿＿＿＿＿＿＿＿＿＿＿＿＿＿＿＿＿＿＿＿＿

显像方法(显像剂选择、介入与否及其应用方法、显像时间、体位、探头类型及位置、计算机中的采集菜单的条件设置、采集时间和显像类型的灵活应用):

＿＿＿＿＿＿＿＿＿＿＿＿＿＿＿＿＿＿＿＿＿＿＿＿＿＿＿＿＿＿＿＿＿＿＿＿＿

＿＿＿＿＿＿＿＿＿＿＿＿＿＿＿＿＿＿＿＿＿＿＿＿＿＿＿＿＿＿＿＿＿＿＿＿＿

＿＿＿＿＿＿＿＿＿＿＿＿＿＿＿＿＿＿＿＿＿＿＿＿＿＿＿＿＿＿＿＿＿＿＿＿＿

＿＿＿＿＿＿＿＿＿＿＿＿＿＿＿＿＿＿＿＿＿＿＿＿＿＿＿＿＿＿＿＿＿＿＿＿＿

＿＿＿＿＿＿＿＿＿＿＿＿＿＿＿＿＿＿＿＿＿＿＿＿＿＿＿＿＿＿＿＿＿＿＿＿＿

＿＿＿＿＿＿＿＿＿＿＿＿＿＿＿＿＿＿＿＿＿＿＿＿＿＿＿＿＿＿＿＿＿＿＿＿＿

＿＿＿＿＿＿＿＿＿＿＿＿＿＿＿＿＿＿＿＿＿＿＿＿＿＿＿＿＿＿＿＿＿＿＿＿＿

后期处理步骤及要点:＿＿＿＿＿＿＿＿＿＿＿＿＿＿＿＿＿＿＿＿＿＿＿＿＿＿＿

＿＿＿＿＿＿＿＿＿＿＿＿＿＿＿＿＿＿＿＿＿＿＿＿＿＿＿＿＿＿＿＿＿＿＿＿＿

图像及数据结果：＿＿＿＿＿＿＿＿＿＿＿＿＿＿＿＿＿＿＿＿＿＿＿＿＿＿＿＿＿＿＿＿

＿＿＿

＿＿＿

＿＿＿

＿＿＿

4. 小组讨论不同的核医学显像结果对临床决策可能有哪些方面的影响。

＿＿＿

＿＿＿

＿＿＿

＿＿＿

＿＿＿

实训任务二——脑力风暴

1. 实训同学分成数个小组，请组内同学扮演患者，接续实训任务一，分别模拟梗阻性肾病及糖尿病肾病患者；核医学显像的技师也由组内一同学扮演。活动内容：患者向技师提出问题，技师回答，可以用模拟操作的形式。

2. 集体或小组讨论以下技术问题（可以采用小组内问答或教师提问方式）：

（1）为何需要水负荷？

（2）哪些患者需要镇静？

（3）为何需要弹丸式注射？

（4）为何患者采用后位？

（5）探头应该位于什么位置？说明原因。

（6）如果设定患者在检查床上的位置？

（7）如果患者在检查中小便失禁，如果应对？

（8）儿童患者检查时家属可以在检查床边吗？

（9）如果患者检查中体位移动,如何在后期处理中进行修正?

（10）哪种患者需要利尿试验?

（11）轮流画出所有异常肾图的类型?

（12）提供给临床医生的影像结果的讨论(包括系列影像、肾图、肾功能指标、排泄指标等有哪些要求?)。

_____

_____

_____

_____

_____

_____

_____

_____

_____

_____

_____

【学习指导】

一、重点和难点解析

肾动态显像中,GFR 和 ERPF 的测定是通过计算显像剂的通过率来间接计算。

GFR 肾动态显像的原理中强调显像剂被肾小球滤过,不被重吸收;通过测定单位时间内显像剂的摄取率,可以间接计算出 GFR 值。

ERPF 肾动态显像的原理中强调显像剂被肾小管分泌,不被重吸收;通过测定单位时间内显像剂的清除率,可以间接计算出 ERPF 值。

肾静态显像的原理显像剂被肾小管上皮细胞选择性摄取,使肾皮质显影。

肾动态显像应用连续长时间动态采集的模式,并用分段采集的方法,分别得到前 60 秒的肾血流灌注相,及其后的肾皮质相和排泄相。

肾图的正常与否从曲线的高度和变化(上升或下降)速率两方面来判断。必须熟练掌握异常肾图的类型。

利尿试验可以用以鉴别尿路梗阻类型,在尿路梗阻的治疗决策中其临床意义尤为重要。

二、习　　题

（一）名词解释

1. 肾图

2. GFR

3. ERPF

（二）是非题（正确的描述请打钩，错误的请打叉）

1. 肾动态显像为连续动态采集。 （ ）

2. 通过肾动态显像可以观察肾皮质形态。 （ ）

3. 儿童肾积水患者不适合做肾动态显像。 （ ）

4. 肾动态显像前 1 分钟为高频率的肾血流灌注采集。 （ ）

5. 肾图 a 段反映了肾皮质功能。 （ ）

6. 肾图 c 段反映了输尿管功能。 （ ）

7. 肾动态显像可以得到单侧肾功能。 （ ）

8. 利尿试验的功能是明确尿路梗阻部位。 （ ）

9. 肾皮质显像可以用于肾瘢痕诊断。 （ ）

10. VUR 显像时，输尿管放射性分布是反流的标志。 （ ）

（三）选择题

1. 采用弹丸式注射的显像项目是（　　　）

A. 骨显像 　　　　　　　　　　　B. 肾动态显像

C. 肝血池显像 　　　　　　　　　D. 心肌血流灌注显像

2. 肾动态显像过程中，探头的范围应包括（　　　）

A. 双肾 　　　　　　　　　　　　B. 双肾及膀胱

C. 双肾及输尿管 　　　　　　　　D. 双肾及双下肢

3. 膀胱输尿管反流显像过程中，探头的范围应包括（　　　）

A. 双肾 　　　　　　　　　　　　B. 双肾及膀胱

C. 膀胱 　　　　　　　　　　　　D. 输尿管及膀胱

4. 肾动态显像采集时间为（　　　）

A. 5 ~ 10 分钟 　　　　　　　　　B. 10 ~ 20 分钟

C. 20 ~ 30 分钟 　　　　　　　　D. 30 ~ 60 分钟

5. 肾动态显像采集模式（　　　）

A. 长时间静态采集 　　　　　　　B. 连续动态采集

C. 前段连续采集，后段静态采集 　D. 前段静态采集，后段动态采集

6. 肾动态显像采集模式（　　　）

A. 1 段固定采集率 　　　　　　　B. 2 段式不同采集率

C. 3 段式采集 　　　　　　　　　D. 4 段式采集

7. 如果肾脏异位于盆腔，勾画 ROI 区应该（　　　）

A. 勾画盆腔异位肾 　　　　　　　B. 勾画整个肾区

C. 勾画腹部 　　　　　　　　　　D. 仅勾画对侧正常肾

8. 肾图的高峰时间（　　　）

A. <5 分钟 　　　　　　　　　　　B. <1 分钟

C. <8 分钟 　　　　　　　　　　　D. <10 分钟

9. 正常肾图的半排时间（　　　）

A. <3 分钟   B. <8 分钟

C. <15 分钟   D. >10 分钟

10. 肾图上主要反映肾皮质功能的是(   )

A. a 段   B. b 段

C. c 段   D. d 段

11. 肾小球型显像剂(   )

A. ^{99m}Tc- EC   B. ^{99m}Tc- MAG3

C. ^{99m}Tc- DMSA   D. ^{99m}Tc- DTPA

12. 肾动态显像不可以得到(   )

A. 肾图   B. 肾血流灌注图

C. 肾功能指标   D. 下尿路瓣膜图像

13. 持续上升型肾图多见于(   )

A. 上尿路梗阻   B. 肾功能严重受损

C. 尿路感染   D. 肾缺血

14. 低水平延长型肾图提示(   )

A. 尿路梗阻   B. 肾功能受损

C. 肾萎缩   D. 肾积水

15. 肾动态显像前患者水负荷不足的后果是(   )

A. 肾功能值被低估   B. 患者不能坚持做完检查

C. 患者无尿   D. 肾脏不显影

16. 肾积水患者检查中体位移动,如需用肾图判断排泄情况,肾脏的 ROI 应为(   )

A. 移动前肾脏的范围   B. 移动后肾脏的范围

C. 移动前后肾脏的所有范围   D. 整个腹部范围

17. 利尿试验适用于(   )

A. 尿路梗阻   B. 肾炎

C. 糖尿病   D. 肾癌

18. 下列情况下可以进行肾动态显像(   )

A. 肾功能衰竭

B. 儿童患者哭闹

C. 患者当天做过静脉肾盂造影

D. 静脉注射前患者突然感觉注射部位疼痛

19. 肾炎患者肾动态显像的时间是(   )

A. 3 分钟   B. 5 分钟

C. 15 分钟   D. 1 小时

20. 膀胱输尿管反流显像可以(   )

A. 评估肾功能   B. 评估反流的程度

C. 明确反流的原因   D. 评估肾积水的度数

(四)问答题

1. 肾图分哪三段?各段有何临床意义?

2. 简述异常肾图的类型及其临床意义。

（李佳宁）

参 考 答 案

（一）名词解释

1. **肾图**——静脉注射由肾小球滤过或肾小管上皮细胞摄取、分泌而不被重吸收的放射性示踪剂，用肾图仪或 SPECT 在体外连续记录其到达和经双肾滤过或摄取、分泌及排泄的全过程，获得双肾区的时间-放射性计数曲线，即常规肾图。其反映肾脏的功能状态和上尿路排泄的通畅情况。

2. GFR——肾小球滤过率。是指单位时间内从肾小球滤过的血浆容量（ml/min）。

3. ERPF——肾有效血浆流量。是指单位时间内流经肾单位的血浆流量（ml/min）。

（二）是非题

1.（√）;2.（√）;3.（×）;4.（√）;5.（√）;6.（×）;7.（√）;8.（×）;9.（√）;10.（√）

（三）选择题

1.（B）;2.（B）;3.（B）;4.（C）;5.（B）;6.（B）;7.（A）;8.（A）;9.（B）;10.（B）;
11.（D）;12.（D）;13.（A）;14.（B）;15.（A）;16.（C）;17.（A）;18.（A）;19.（C）;20.（B）

（四）问答题

1. **肾图分哪三段？各段有何临床意义？**

答：三段（a、b、c）。

a 段——血流灌注;b 段——功能;c 段——排泄。

2. **简述异常肾图的类型及其临床意义。**

答：七种类型。其临床意义根据 abc 三段的意义来理解性记忆。

第十五章

肿瘤显像

【实训】

实训任务一——临床案例: 从1例患者的临床资料出发,根据临床医生要求完成该患者的核医学显像及处理任务。

1. 临床资料　患者女,54岁。因咳嗽咳痰一月余,行肺部CT示左肺上叶1.5cm×1.1cm(肺窗)结节灶,经抗炎治疗2周后无效。无发热,盗汗,血常规、血沉正常。既往有糖尿病史。

2. 临床医生要求　评价左肺上叶结节灶的良恶性。

3. 请根据临床医生要求,设计核医学显像程序。程序应包括以下项目。

显像项目:＿＿＿＿＿＿＿＿＿＿＿＿＿＿＿＿＿＿＿＿＿＿＿＿＿＿＿＿＿＿＿＿

＿＿＿＿＿＿＿＿＿＿＿＿＿＿＿＿＿＿＿＿＿＿＿＿＿＿＿＿＿＿＿＿＿＿＿＿＿

患者准备:＿＿＿＿＿＿＿＿＿＿＿＿＿＿＿＿＿＿＿＿＿＿＿＿＿＿＿＿＿＿＿＿

＿＿＿＿＿＿＿＿＿＿＿＿＿＿＿＿＿＿＿＿＿＿＿＿＿＿＿＿＿＿＿＿＿＿＿＿＿

＿＿＿＿＿＿＿＿＿＿＿＿＿＿＿＿＿＿＿＿＿＿＿＿＿＿＿＿＿＿＿＿＿＿＿＿＿

＿＿＿＿＿＿＿＿＿＿＿＿＿＿＿＿＿＿＿＿＿＿＿＿＿＿＿＿＿＿＿＿＿＿＿＿＿

＿＿＿＿＿＿＿＿＿＿＿＿＿＿＿＿＿＿＿＿＿＿＿＿＿＿＿＿＿＿＿＿＿＿＿＿＿

＿＿＿＿＿＿＿＿＿＿＿＿＿＿＿＿＿＿＿＿＿＿＿＿＿＿＿＿＿＿＿＿＿＿＿＿＿

显像方法(显像剂选择、是否延迟及强化、显像时间、体位、CT及PET采集菜单的条件设置、采集时间和重建参数的选择以及显像类型的灵活应用):＿＿＿＿＿＿＿＿＿＿＿

＿＿＿＿＿＿＿＿＿＿＿＿＿＿＿＿＿＿＿＿＿＿＿＿＿＿＿＿＿＿＿＿＿＿＿＿＿

＿＿＿＿＿＿＿＿＿＿＿＿＿＿＿＿＿＿＿＿＿＿＿＿＿＿＿＿＿＿＿＿＿＿＿＿＿

＿＿＿＿＿＿＿＿＿＿＿＿＿＿＿＿＿＿＿＿＿＿＿＿＿＿＿＿＿＿＿＿＿＿＿＿＿

＿＿＿＿＿＿＿＿＿＿＿＿＿＿＿＿＿＿＿＿＿＿＿＿＿＿＿＿＿＿＿＿＿＿＿＿＿

后期处理步骤及要点：_____

_____

_____

_____

_____

_____

图像及数据结果：_____

_____

_____

_____

_____

4. 小组讨论不同的核医学显像结果对临床决策可能有哪些方面的影响。

_____

_____

_____

_____

_____

实训任务二——脑力风暴

1. 实训同学分成数个小组,组内一同学模拟扮演左肺结节灶并既往有糖尿病患者;另一同学扮演 PET-CT 肿瘤核医学显像的技师。活动内容:患者向技师提出问题,技师回答,可以用模拟操作的形式。

2. 集体或小组讨论以下技术问题(可以采用小组内问答或教师提问方式):

(1)明天要做 PET-CT 检查,患者今晚需要做哪些准备?

(2)为何需要禁食超过 4~6 小时?

(3)月经期或体内有金属支架可以检查吗?

（4）注射 ^{18}F-FDG 前为何要测量空腹血糖？

（5）血糖控制在多少显像最佳？

（6）血糖超过多少则不能直接进行显像？应怎样处理？

（7）检查前为什么要测量身高体重？

（8）检查当天为什么要注意保暖？

（9）检查前为什么要尽可能放松，避免剧烈运动？

（10）注射哪一侧上肢静脉较好？

（11）注射后为什么要多喝水并保持安静？

（12）注射后等待多长时间进行显像？

（13）检查时为何要双臂上举？

（14）检查前为何要排空小便？

（15）上检查床前及在检查床上时患者需要注意什么？

（16）检查需要多长时间？

（17）CT 在 PET-CT 检查中起什么作用？

（18）检查完后什么时间可以吃饭？

（19）需要延迟显像吗？需要的话什么时候进行？

（20）哪种患者需要 CT 薄层重建及强化？

（21）提供给临床医生的影像结果的讨论（包括 PET、CT 均阳性，PET 阳性、CT 阴性，CT 阳性、PET 阴性，PET、CT 均阴性）。

【学习指导】

一、重点和难点解析

FDG PET-CT 显像的成像原理。FDG 是葡萄糖的类似物,进入人体后在磷酸己糖激酶的作用下转化成 6-P-FDG,同时肿瘤细胞内的葡萄糖-6-磷酸酶活性的降低,使 6-P-FDG 去磷酸生成 FDG 和离开细胞的速率很低,以 6-P-FDG 的形式滞留于细胞内;通过^{18}F 发射的正电子与体内负电子的结合产生的湮没辐射被正电子探测器探测而显影。恶性肿瘤的无氧糖酵解加速,表现为局部异常的放射性浓聚。

FDG PET-CT 显像的适应证。主要有良恶性的鉴别、分期再分期、评价疗效、鉴别复发、勾画靶区、活检定位和找原发灶。在各个系统肿瘤中熟悉 PET-CT 的优势和劣势。

FDG 在人体的正常分布。脑、部分患者心肌、肾、输尿管、膀胱放射性摄取最高;肝、脾、唾液腺、大血管、骨骼肌、骨髓、生殖腺、部分胃肠道放射性摄取中等;肺部放射性摄取最低。

二、习　题

（一）名词解释

1. SUV

2. 延迟显像

（二）是非题（正确的描述请打钩,错误的请打叉）

1. 当血糖超过 11.1mmol/L,不能立即注射 FDG,应通知临床医生降血糖或择期检查。
（　　）

2. B 超发现甲状腺结节不能确定良恶性,应首选 PET-CT 检查。（　　）

3. 肺部病灶 SUV >2.5,一定是恶性肿瘤。（　　）

4. 淋巴瘤的诊断、分期及疗效评价首选 PET-CT。（　　）

5. 部分结核、肉芽肿、脓肿与恶性肿瘤的 FDG 摄取有重叠。（　　）

6. 病灶延迟显像后 SUV 升高 >10% 是肺癌的典型表现。（　　）

7. 直径小于空间分辨率 2 倍的病灶,PET-CT 可清晰显示。（　　）

8. 肺癌合并肺不张勾画放疗靶区时,强化 CT 比 PET-CT 更有优势。（　　）

9. 高度怀疑膀胱肿瘤时,应嘱患者多喝水多排尿,必要时利尿剂介入。（　　）

10. 卵巢和子宫的生理性摄取与月经周期无关。（　　）

（三）选择题

1. 发射正电子的放射性核素为（　　）

A. ^{67}Ga;　　　　　　　　　　　　　　B. ^{18}F;

C. ^{201}Tl;   D. ^{99m}Tc

2. **最常用的肿瘤正电子显像的放射性药物为( )**

A. ^{11}C-蛋氨酸;   B. ^{18}F-FDG;

C. ^{11}C-胆碱;   D. ^{11}C-乙酸

3. **PET-CT 显像注药后及上检查床前喝水是为了更好的显示( )**

A. 双肾   B. 胃

C. 肝   D. 输尿管及膀胱

4. **注射粒细胞集落刺激因子后多长时间进行 FDG PET-CT 显像( )**

A. 10~15 天   B. 2~3 天

C. 5~7 天   D. 30 天

5. **下列说法正确的是( )**

A. ^{18}FDG 与葡萄糖具有完全相同的性质

B. ^{18}FDG 能够在己糖激酶作用下转化为 6-磷酸-^{18}FDG

C. ^{18}FDG 的吸收与血糖水平无关

D. ^{18}FDG 不被炎症病灶吸收

6. **FDG PET-CT 目前较难鉴别下列诊断( )**

A. 肺癌与肺结核   B. 肺癌与肺炎

C. 脑瘤放疗后纤维化与复发   D. 乳腺癌与乳腺小叶增生

7. **FDG PET-CT 脑显像病灶区呈局灶性低代谢,可能是以下哪种情况( )**

A. 脑瘤复发   B. 瘢痕组织

C. 脑瘤残留   D. 放化疗无效

8. **哪种肿瘤应常规从头扫描到脚( )**

A. 黑色素瘤   B. 肝癌

C. 肺癌   D. 鼻咽癌

9. **放疗后多长时间复查 PET-CT 最佳( )**

A. 1 个月   B. 2 个月

C. 3 个月   D. 半年

10. **下列哪种肿瘤 FDG PET-CT 可作为首选( )**

A. 前列腺癌   B. 结肠癌术后,CEA 升高

C. 胃肠道原发肿瘤   D. 泌尿系统肿瘤

11. **反映肿瘤脂质代谢的显像剂为( )**

A. ^{18}F-FLT   B. ^{111}In 或^{99m}Tc-奥曲肽

C. ^{18}F-FMISO   D. ^{11}C 或^{18}F-胆碱

E. ^{18}F-FES

12. **淋巴瘤化疗后几周 PET-CT 就可以评价疗效( )**

A. 6 周   B. 2 周

C. 3 周   D. 8 周

(四)问答题

1. 简述 FDG PET-CT 在人体的正常分布。

2. PET-CT 在肿瘤方面的适应证有哪些?

3. 简述 FDG PET-CT 肿瘤显像的成像原理。

(孙爱君)

参 考 答 案

(一) 名词解释

1. SUV——病灶或组织感兴趣区的放射性活度与每克体重的注射剂量的比值,单位 (g/ml)。

2. **延迟显像**——病人第一次 PET-CT 扫描完毕后,于注射后 2~3 小时进行的第二次 PET-CT 扫描。

(二) 是非题

1. (×);2. (√);3. (√);4. (×);5. (×);6. (×);7. (√);8. (√);9. (×);10. (√)

(三) 选择题

1. (B);2. (B);3. (B);4. (C);5. (B);6. (A);7. (B);8. (A);9. (C);10. (B);11. (D);12. (A)

(四) 问答题

1. 简述 FDG PET-CT 在人体的正常分布。

答:按放射性摄取由高到低简述。

2. PET-CT 在肿瘤方面的适应证有哪些?

答:主要有 7 点。从 PET-CT 贯穿着肿瘤从诊断到治疗的整个过程来记忆。从诊断—分期—勾画靶区—疗效评价—复发鉴别—活检定位—找原发灶。

3. 简述 FDG PET-CT 肿瘤显像的成像原理。

答:主要有 3 点。FDG 是糖的类似物;湮灭辐射;肿瘤的无氧糖酵解增高。

第十六章

放射性核素治疗

【实训】

实训任务一——临床案例:从 1 例患者的临床资料出发,根据临床医生要求完成该患者的核医学检查及处理任务。

1. 临床资料　患者,女,40 岁。因"怕热、多汗、多食、易饥、心慌 3$^+$月"就诊。查体:T 36.5℃,P 110 次/分,R 20 次/分,BP 118/69mmHg。神志清楚,急性甲亢病容,甲状腺Ⅱ度肿大,质中,可闻及血管鸣,心率 110 次/分,律齐,手抖(+),双下肢无水肿。甲功提示甲亢。

2. 临床医生要求　进行^{131}I 治疗。

3. 请根据临床医生要求,设计^{131}I 治疗前必需的核医学检查,其中应包括以下项目。

检查项目:＿＿＿＿＿＿＿＿＿＿＿＿＿＿＿＿＿＿＿＿＿＿＿＿＿＿

＿＿＿＿＿＿＿＿＿＿＿＿＿＿＿＿＿＿＿＿＿＿＿＿＿＿＿＿＿＿＿

＿＿＿＿＿＿＿＿＿＿＿＿＿＿＿＿＿＿＿＿＿＿＿＿＿＿＿＿＿＿＿

患者准备:＿＿＿＿＿＿＿＿＿＿＿＿＿＿＿＿＿＿＿＿＿＿＿＿＿＿

＿＿＿＿＿＿＿＿＿＿＿＿＿＿＿＿＿＿＿＿＿＿＿＿＿＿＿＿＿＿＿

＿＿＿＿＿＿＿＿＿＿＿＿＿＿＿＿＿＿＿＿＿＿＿＿＿＿＿＿＿＿＿

功能测定和显像方法(药物选择、功能测定时间、显像时间、体位、探头类型及位置、计算机中的采集菜单的条件设置、采集时间和显像类型的灵活应用):＿＿＿＿＿＿＿

＿＿＿＿＿＿＿＿＿＿＿＿＿＿＿＿＿＿＿＿＿＿＿＿＿＿＿＿＿＿＿

＿＿＿＿＿＿＿＿＿＿＿＿＿＿＿＿＿＿＿＿＿＿＿＿＿＿＿＿＿＿＿

＿＿＿＿＿＿＿＿＿＿＿＿＿＿＿＿＿＿＿＿＿＿＿＿＿＿＿＿＿＿＿

＿＿＿＿＿＿＿＿＿＿＿＿＿＿＿＿＿＿＿＿＿＿＿＿＿＿＿＿＿＿＿

＿＿＿＿＿＿＿＿＿＿＿＿＿＿＿＿＿＿＿＿＿＿＿＿＿＿＿＿＿＿＿

＿＿＿＿＿＿＿＿＿＿＿＿＿＿＿＿＿＿＿＿＿＿＿＿＿＿＿＿＿＿＿

后期处理步骤及要点：＿＿＿＿＿＿＿＿＿＿＿＿＿＿＿＿＿＿＿＿＿＿＿＿＿＿

＿＿＿＿＿＿＿＿＿＿＿＿＿＿＿＿＿＿＿＿＿＿＿＿＿＿＿＿＿＿＿＿＿＿＿

＿＿＿＿＿＿＿＿＿＿＿＿＿＿＿＿＿＿＿＿＿＿＿＿＿＿＿＿＿＿＿＿＿＿＿

＿＿＿＿＿＿＿＿＿＿＿＿＿＿＿＿＿＿＿＿＿＿＿＿＿＿＿＿＿＿＿＿＿＿＿

＿＿＿＿＿＿＿＿＿＿＿＿＿＿＿＿＿＿＿＿＿＿＿＿＿＿＿＿＿＿＿＿＿＿＿

图像及数据结果：＿＿＿＿＿＿＿＿＿＿＿＿＿＿＿＿＿＿＿＿＿＿＿＿＿＿＿＿

＿＿＿＿＿＿＿＿＿＿＿＿＿＿＿＿＿＿＿＿＿＿＿＿＿＿＿＿＿＿＿＿＿＿＿

＿＿＿＿＿＿＿＿＿＿＿＿＿＿＿＿＿＿＿＿＿＿＿＿＿＿＿＿＿＿＿＿＿＿＿

＿＿＿＿＿＿＿＿＿＿＿＿＿＿＿＿＿＿＿＿＿＿＿＿＿＿＿＿＿＿＿＿＿＿＿

＿＿＿＿＿＿＿＿＿＿＿＿＿＿＿＿＿＿＿＿＿＿＿＿＿＿＿＿＿＿＿＿＿＿＿

4. 小组讨论不同的核医学显像和功能测定结果对临床决策可能有哪些方面的影响。

＿＿＿＿＿＿＿＿＿＿＿＿＿＿＿＿＿＿＿＿＿＿＿＿＿＿＿＿＿＿＿＿＿＿＿

＿＿＿＿＿＿＿＿＿＿＿＿＿＿＿＿＿＿＿＿＿＿＿＿＿＿＿＿＿＿＿＿＿＿＿

＿＿＿＿＿＿＿＿＿＿＿＿＿＿＿＿＿＿＿＿＿＿＿＿＿＿＿＿＿＿＿＿＿＿＿

＿＿＿＿＿＿＿＿＿＿＿＿＿＿＿＿＿＿＿＿＿＿＿＿＿＿＿＿＿＿＿＿＿＿＿

＿＿＿＿＿＿＿＿＿＿＿＿＿＿＿＿＿＿＿＿＿＿＿＿＿＿＿＿＿＿＿＿＿＿＿

＿＿＿＿＿＿＿＿＿＿＿＿＿＿＿＿＿＿＿＿＿＿＿＿＿＿＿＿＿＿＿＿＿＿＿

实训任务二——脑力风暴

1. 实训同学分成数个小组，请组内同学扮演患者，分别模拟甲亢或亚甲炎患者；核医学技师也由组内一同学扮演。活动内容：患者向技师提出问题，技师回答，可以用模拟操作的形式。

2. 集体或小组讨论以下技术问题（可以采用小组内问答或教师提问方式）：

(1)甲状腺吸碘率测定选用什么药物，剂量是多少？

(2)需要用圆柱玻璃形管制备标准源，玻璃管内需要加多少毫升水？

(3)甲状腺吸碘率测定通常设定哪些时间点？

(4)测定前患者为什么需要禁碘饮食？避免增强 CT？

(5)如果甲状腺吸碘率超过 100%，该如何解释？

（6）进行甲状腺显像为什么通常选用$^{99m}TcO_4^-$而不是^{131}I?

（7）注射$^{99m}TcO_4^-$剂量通常为多少 mCi,注射后多小时显像,采集方式为静态显像还是动态显像?

（8）如果甲状腺显像出现热结节,患者甲亢应考虑是什么?

（9）如果甲状腺显像甲状腺显影差或不显影,又应该诊断什么?

（10）请写出甲亢^{131}I剂量公式。剂量增减受哪些因素影响?

_____

_____

_____

_____

_____

_____

_____

_____

_____

【学习指导】

一、重点及难点解析

放射性核素治疗的特点,要掌握持续低剂量照射最终得到高吸收剂量。

放射性核素治疗选择性强,对非靶器官损伤小。

放射性药物射线分类,常见的为发射 β^- 射线的核素,代表药物具体有什么?

传能线性密度的定义,如何理解^{211}At 为高传能线性密度?

Graves 甲亢治疗主要有三种方法,每种治疗方式都有各自的优缺点。

Graves 甲亢患者如果选择^{131}I治疗,需做哪些核医学相关检查?

分化型甲状腺癌^{131}I治疗的目的、适应证,哪些病人适宜选择^{131}I治疗? 如果出现病灶不摄取^{131}I,可选用哪些影像学手段进行评估?

放射性核素治疗肿瘤骨转移其优势在哪里? 其缺点又在哪里? 为什么$^{223}RaCl_2$对骨髓影响较$^{89}SrCl_2$要小? 至少知道两种代表药物。

二、习　　题

（一）名词解释

1. 传能线性密度

2. "闪烁"骨痛

3. 持续性低剂量率照射

（二）是非题（正确的描述请打钩，错误的请打叉）

1. 放射性核素内放射治疗靶病灶吸收剂量低，副作用小。　　　　（　　　）

2. 放射性核素锝-99m 既可以用于显像也可用于治疗。　　　　　（　　　）

3. Graves 甲亢患者最佳治疗手段为^{131}I 放射治疗。　　　　　（　　　）

4. 低分化甲状腺癌^{131}I 治疗效果好。　　　　　　　　　　　（　　　）

5. 用于治疗的放射性核素可发射 β 射线和 γ 射线。　　　　　　（　　　）

6. $^{89}SrCl_2$ 治疗肿瘤骨转移主要不良反应为骨髓抑制。　　　　（　　　）

7. 分化型甲状腺癌双肺转移不能用^{131}I 治疗，因为要引起肺纤维化。　（　　　）

8. 分化型甲状腺癌如果甲状腺球蛋白升高，但^{131}I 全身显像阴性，可用^{99m}Tc-MIBI 或^{18}F-FDG PET/CT 找寻病灶。　　　　　　　　　　　　　　　　　（　　　）

9. Graves 甲亢女性患者^{131}I 治疗后半年后才能怀孕。　　　　（　　　）

10. 肿瘤放射免疫治疗为放射性核素标记配体与肿瘤表面受体结合后进行治疗。（　　　）

（三）选择题

1. 放射性药物的治疗作用是（　　　）

A. 放射性核素本身的化学作用

B. 放射性核素标记化合物的化学作用

C. 放射性核素衰变时发射射线的辐射生物效应作用

D. 放射性核素的物理作用

2. 最具有优势的核素治疗是（　　　）

A. ^{131}I 甲亢治疗　　　　　　　　　B. ^{32}P 治疗真性红细胞增多症

C. ^{89}Sr 骨转移瘤治疗　　　　　　　D. ^{90}Y 皮肤敷贴治疗

3. 放射性核素治疗最需要解决的问题是（　　　）

A. 核素载体的特异性和结合力问题

B. 病人的选择和准备

C. 放射性核素的选择

D. 放射性核素的化学纯度

4. 属于高传能线性密度的是（　　　）

A. X 线　　　　　　　　　　　　　　B. β 射线

C. γ 射线　　　　　　　　　　　　　D. 俄歇电子

5. 目前临床上常用的治疗用核素多为（　　　）

A. γ 射线发射体　　　　　　　　　　B. α 射线发射体

C. 正电子发射体　　　　　　　　　　D. β 射线发射体

6. 发射纯 β 射线并能用于治疗的核素（　　　）

A. ^{124}I　　　　　　　　　　　　　　B. ^{131}I

C. ^{89}Sr　　　　　　　　　　　　　D. ^{186}Re

7. 放射性核素内照射特点不包括（　　　）

A. 靶向性　　　　　　　　　　　　　B. 吸收剂量低

C. 持续性低剂量率照射　　　　　　　D. 毒副作用小

8. 下列哪种情况不能采用^{131}I 治疗（　　　）

A. Graves 病伴白细胞或血小板减少的患者

B. 对内科抗甲状腺药物治疗过敏、疗效不佳或反复复发的 Graves 病患者

C. 妊娠或哺乳期 Graves 病患者

D. Graves 甲亢伴心房颤动的患者

9. 下列哪种情况适合 ^{131}I 治疗(　　)

A. 妊娠或哺乳期 Graves 病患者

B. 近期有急性心肌梗死的 Graves 病患者

C. 有严重肾功能障碍的 Graves 病患者

D. 对内科抗甲状腺药物过敏的青少年 Graves 病患者

10. ^{131}I 治疗 Graves 病时,一般在口服 ^{131}I 后多长时间甲状腺组织可出现水肿、变性、上皮肿胀并有空泡形成和滤泡破坏的病理改变(　　)

A. 2～4 天　　　　　　　　　　　B. 2～4 周

C. 2～4 个月　　　　　　　　　　D. 3～6 个月

11. ^{131}I 治疗 Graves 病,一般要在患者口服 ^{131}I 后多长时间才能对其疗效作出评价(　　)

A. 1～2 个月　　　　　　　　　　B. 3～6 个月

C. 6～9 个月　　　　　　　　　　D. 9～12 个月

12. ^{131}I 治疗 Graves 病后的早期反应中最严重的反应是(　　)

A. 心律失常　　　　　　　　　　B. 皮肤过敏

C. 甲状腺肿胀、疼痛　　　　　　D. 甲亢危象

13. 下列哪种甲状腺疾病不能采用 ^{131}I 治疗(　　)

A. Graves 病　　　　　　　　　　B. 分化型甲状腺癌

C. 非毒性甲状腺肿　　　　　　　D. 甲状腺囊肿

14. ^{131}I 治疗分化型甲癌转移灶时,^{131}I 投予剂量常依据转移灶的部位不同而异,一般治疗甲癌肺转移灶时 ^{131}I 投予剂量为(　　)

A. 100mCi　　　　　　　　　　　B. 150mCi

C. 200mCi　　　　　　　　　　　D. 250mCi

15. 下列哪一种不是骨转移瘤治疗的放射性药物(　　)

A. ^{89}SrCl$_2$　　　　　　　　　　B. ^{186}Re- HEDP

C. ^{153}Sm- EDTMP　　　　　　　D. ^{131}I- MIBG

16. 放射性核素治疗骨肿瘤后早期病灶摄取骨显像剂增加,可提示(　　)

A. 病变恶化　　　　　　　　　　B. 治疗无效

C. 成骨作用增强,可能取得较好疗效　　D. 无意义

17. 皮肤病的敷贴治疗,是利用放射性核素的(　　)

A. γ 射线　　　　　　　　　　　B. β 射线

C. α 射线　　　　　　　　　　　D. 俄歇电子

18. ^{89}SrCl$_2$ 治疗骨转移性肿瘤,若需重复治疗,两次治疗的间隔时间应为(　　)

A. 1～2 周　　　　　　　　　　　B. 2～4 周

C. 2～4 个月　　　　　　　　　　D. 3～6 个月

19. 能用于肾上腺素能肿瘤治疗的放射性药物是(　　)

A. ^{153}Sm-EDTMP
B. ^{131}I-MIBG

C. ^{131}I-MIBI
D. ^{89}SrCl$_2$

20. 下列哪项放射性治疗不属于靶向治疗( )

A. ^{131}I
B. ^{125}I粒子植入治疗

C. ^{131}I-MIBG
D. ^{111}In-DTPA-Octreotide

（四）问答题

1. 简述^{131}I治疗分化型甲状腺癌的原理和意义。

2. 简述^{131}I治疗Graves病的原理。

3. 简述放射性核素内照射治疗的优点。

（黄 蒅）

参考答案

（一）名词解释

1. **传能线性密度**——指直接电离粒子在其单位长度径迹上消耗的平均能力,常用单位为Kev·μm^{-1}。LET的大小取决于两个因素,即粒子所载能量的高低和粒子射程的长短。

2. **"闪烁"骨痛**——又称"反跳痛",指少部分(5%~10%)骨转移性肿瘤患者在给予放射性核素治疗后2~10天,出现一过性骨痛加剧的现象,持续约2~4天。其发生机制不清,可能与放射性药物在病灶浓聚,辐射作用使病变部位充血、水肿、炎细胞浸润、炎性物质释放增加和局部压力变化等因素有关。目前认为"闪烁"骨痛的出现常预示本次治疗将取得较好的疗效。

3. **持续性低剂量率照射**——射线对病变进行持续的低剂量率照射,使病变组织无时间修复,疗效好。

（二）是非题

1.(×);2.(×);3.(×);4.(×);5.(√);6.(√);7.(×);8.(√);9.(√);10.(×)

（三）选择题

1.(C);2.(A);3.(A);4.(D);5.(D);6.(C);7.(B);8.(C);9.(D);10.(B);11.(B);12.(D);13.(D);14.(C);15.(D);16.(C);17.(B);18.(D);19.(B);20.(B)

（四）问答题

1. 简述^{131}I治疗分化型甲状腺癌的原理和意义。

答:①DTC及转移灶来源于甲状腺滤泡上皮细胞,具有摄取^{131}I功能,利用^{131}I所释放的β射线破坏癌组织,杀伤残留在甲状腺组织内的微小DTC病灶和功能性转移病灶,减少DTC复发和转移的发生率。②虽然DTC及其功能性病灶分化程度较高,但是摄碘能力低于正常甲状腺组织。所以如果有残留甲状腺组织时,将影响DTC病灶摄取。因此^{131}I去除残留正常甲状腺后,将有利于对转移灶的治疗。③治疗后进行^{131}I全身显像,是特异性的肿瘤显像,可发现一些其他影像手段未发现的DTC病灶,如弥漫性双肺转移,这对制订患者随访和治疗的方案有重要意义。④^{131}I清除残留甲状腺后,体内无甲状腺球蛋白的正常来源,那么Tg变化直接反映DTC病情变化,有利于患者今后监测。

2. **简述^{131}I 治疗 Graves 病的原理。**

答:碘是甲状腺合成甲状腺激素的主要原料之一,甲状腺滤泡上皮细胞通过钠/碘同向转运子摄取^{131}I,功能亢进的甲状腺组织过度表达钠/碘同向转运子,因此摄^{131}I 能力增加。^{131}I衰变发射的 β 射线在组织内的平均射程为 1mm,能量主要释放在甲状腺组织内,并可产生交叉火力,使甲状腺中心部位接受的辐射剂量大于腺体边缘部位,因此,如给予适当剂量的^{131}I,则可利用放射性切除部分甲状腺组织而又保留一定量的甲状腺组织,达到控制甲亢目的。

3. **简述放射性核素内照射治疗的优点。**

答:①特异性浓聚;②持续性低剂量率照射;③高吸收剂量。